Dr. Alina Hübecker

Ayurveda
für die ganze Familie

Bibliografische Information der Deutschen Nationalbibliothek
Die Deutsche Nationalbibliothek verzeichnet diese Publikation in der Deutschen Nationalbibliografie. Detaillierte bibliografische Daten sind im Internet über http://d-nb.de abrufbar.

Für Fragen und Anregungen
info@rivaverlag.de

Wichtiger Hinweis
Dieses Buch ist für Lernzwecke gedacht. Es stellt keinen Ersatz für eine individuelle medizinische Beratung dar und sollte auch nicht als solcher benutzt werden. Wenn Sie medizinischen Rat einholen wollen, konsultieren Sie bitte einen qualifizierten Arzt. Der Verlag und die Autorin haften für keine nachteiligen Auswirkungen, die in einem direkten oder indirekten Zusammenhang mit den Informationen stehen, die in diesem Buch enthalten sind.

Originalausgabe
1. Auflage 2021

Türkenstraße 89
80799 München
Tel.: 089 651285-0
Fax: 089 652096

Redaktion: Kirsten Reimers
Umschlaggestaltung: Manuela Amode
Umschlagabbildungen: l shutterstock/altanaka; or shutterstock/Zurijeta; ur shuttersock/vvvita, hinten shutterstock/Katika
Fotos: S. 207 Martin Theunißen; alle anderen Bilder von shutterstock: S. 10l Radharani; S. 10or Microgen; S. 10ur Dionisvera; S. 38 alinabuphoto; S. 45 Ekaterina Kondratova; S. 62l Ilike; S. 62or Halfpoint; S. 62ur siamionau pavel; S. 104l George Rudy; S. 104or altanaka; S. 104ur Microgen; S. 114 nelea33; S. 116, 136 Viktory Panchenko; S. 118, 126 Nina Firsova; S. 122 Nina Firsova; S. 124 Elenglush; S. 132 Life morning; S. 138 Olga Miltsova; S. 141 j.chizhe; S. 149, 153, 156 July Prokopiv; S. 163 ArtSyslik; S. 171 SvetlanaFedoseyeva; S. 180 Golubovy
Illustrationen: alle von shutterstock: S. 14 Voin_Sveta; S. 21, 26, 30 Olga Zelenkova; S. 100 Alena Che; S. 160 Lilanakani
Satz: Satzwerk Huber, Germering
Druck: Florjančič Tisk d.o.o., Slowenien
Printed in the EU

ISBN Print 978-3-7423-1445-1
ISBN E-Book (PDF) 978-3-7453-1110-5
ISBN E-Book (EPUB, Mobi) 978-3-7453-1111-2

Weitere Informationen zum Verlag finden Sie unter

www.rivaverlag.de

Beachten Sie auch unsere weiteren Verlage unter www.m-vg.de

Dr. Alina Hübecker

Ayurveda für die ganze Familie

Mit gesunder Ernährung, entspannenden Ritualen und natürlichen Heilmitteln zu einem ausgeglichenen Familienalltag

riva

Inhalt

Vorwort

Ayurveda für Familien – bedeutet das etwa, dass Spaghetti und Pizza zukünftig vom Speiseplan gestrichen sind, für jedes Familienmitglied einzeln gekocht wird und vor dem Essen Yogaübungen anstehen?

Viele Menschen schrecken genau diese Vorstellungen ab, sich mit Ayurveda auseinanderzusetzen. Die gute Botschaft ist: Nein, auch bei einer ayurvedischen Ernährung müssen die Lieblingsspeisen der Kinder nicht vom Speisezettel gestrichen und die Kinder einzeln bekocht werden!

Ayurveda ist eine ganzheitliche, jahrtausendealte indische Heilkunst, die auf fünf Elementen der Natur basiert und jeden Menschen als Individuum betrachtet. Im Ayurveda gilt: Jeder Mensch ist einzigartig und verfügt über eine individuelle Konstitution. Und für jeden dieser Konstitutionstypen findet man in der ayurvedischen Heilkunst Inspiration zur Ernährung, zur passenden Bewegung, aber auch zum Lebensstil.

Wie kann nun diese ayurvedische Heilkunst in den Familienalltag integriert werden? Wie kann bei der Verschiedenheit aller Familienmitglieder auf die einzelnen individuellen Konstitutionen und deren unterschiedliche Wünsche und Bedürfnisse eingegangen werden? Und zusätzlich auf die eigenen, die auch nicht vergessen werden sollten?

Dr. Alina Hübecker ist es gelungen, ein sehr alltagspraktisches Buch zu verfassen, das zu diesen und sehr viel mehr Themen Antworten gibt. Dieses Buch ist eine Bereicherung für das Familienleben und ich wünsche allen viel Freude beim Lesen.

Regula Flisch
Gründerin und Geschäftsführerin der Firma Inspira GmbH sowie Ayurveda-Expertin mit Schwerpunkt auf Kindesentwicklung und Familie

Für meine Großmutter

Always by my side

Jede Familie ist einzigartig

Hallo, darf ich vorstellen? Mein Name ist Alina Hübecker, ich bin 28 Jahre alt, habe keine Kinder und keinen Ehemann. Warum in aller Welt sollte ich – ohne eigene Familie – wertvolle Tipps für dich und deine Familie haben? Ganz einfach! Als Ärztin und Ayurveda-Therapeutin habe ich schon eine Vielzahl von Müttern, Vätern, Kindern und Großeltern betreut. Da ich in einer Großfamilie aufgewachsen bin, weiß ich, welche Konflikte auftreten können und wie wichtig ehrliche und offene Kommunikation ist. In meiner Ausbildung zur Ayurveda-Therapeutin war Familie und die Entwicklung des Menschen innerhalb der verschiedenen Lebensphasen ein großes und sehr wichtiges Thema. Wir sind alle unfassbar individuell, genauso verhält es sich mit unseren Lebensabschnitten und unserem Familienalltag. Ich weiß um die Bedürfnisse der verschiedenen Konstitutionstypen und wie sehr uns dieses Wissen den Umgang innerhalb der Familie erleichtern kann. Meine Erfahrungen, Tipps und Ratschläge teile ich mit dir in diesem Herzensprojekt. Trotzdem ist jede Familie einzigartig. Versuche deshalb, die Dinge, die ich dir mit auf den Weg gebe, nicht zu dogmatisch zu sehen. Denn das ist es, was Ayurveda ausmacht. Du kannst durch Ayurveda dein gesundheitliches Potenzial voll entfalten und außerdem lernen, wie wichtig es ist, sich auch mal bewusst gegen eine gesunde Lebensform zu entscheiden. Eine große Auswahl an Rezepten, Routinen und jede Menge Tipps helfen dir, die für deine Familie beste Option zu finden und sie kinderleicht in den Alltag zu integrieren. Am Ende bekommst du von mir noch einmal meine besten Heilkräutertipps, um deine Gesundheit in jedem Lebensabschnitt zu erhalten und zu fördern.

Bitte bedenke jedoch beim Lesen, dass es sich hierbei um allgemeine, ganzheitliche Gesundheitsempfehlungen und nicht um eine Therapiemaßnahme handelt. Dass du dies nicht vergisst, ist mir wichtig. Ayurvedische und auch andere naturheilkundliche Methoden sind gut und wirkungsvoll, aber manchmal ersetzen sie leider nicht die persönliche ärztliche Konsultation, vor allem nicht bei starken und akuten gesundheitlichen Beschwerden oder schwerwiegenden Symptomen.

Und nun wünsche dir viel Spaß!

Deine Alina

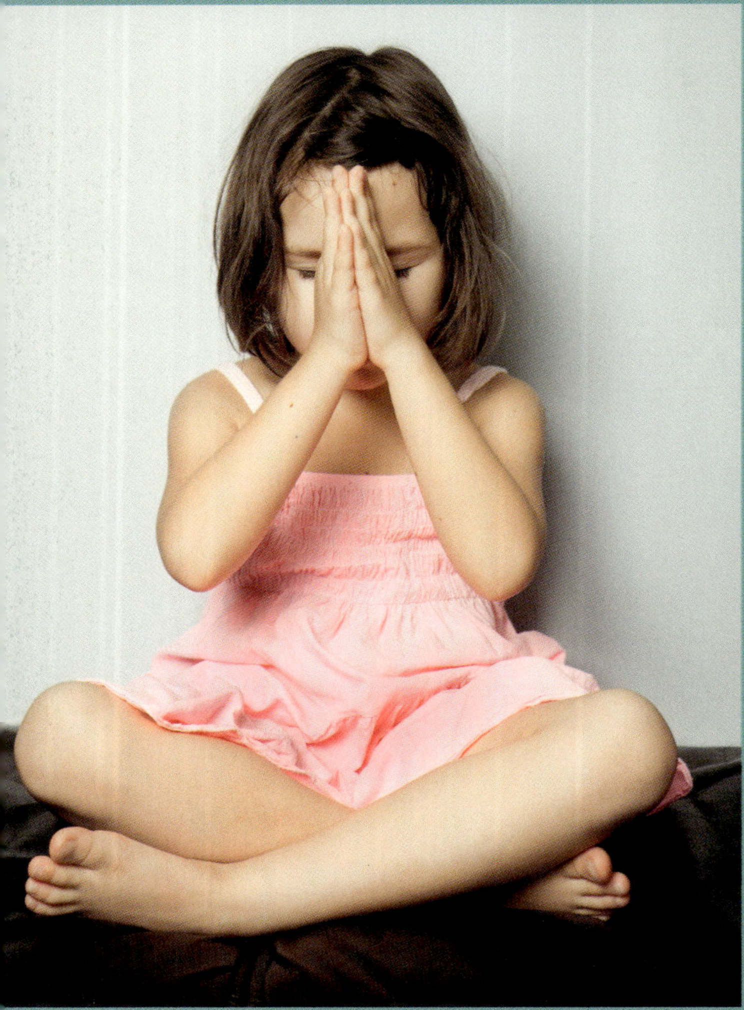

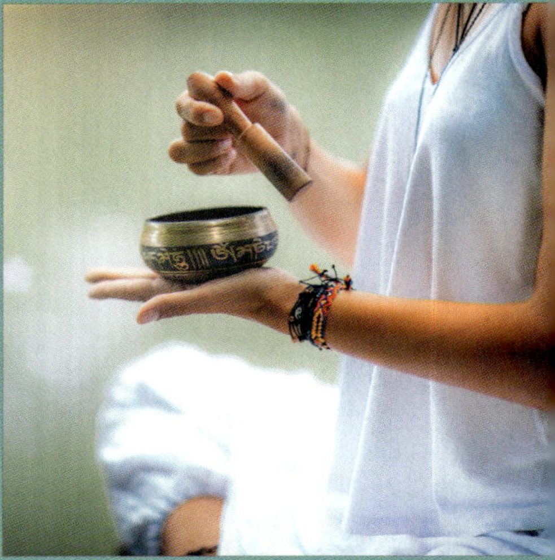

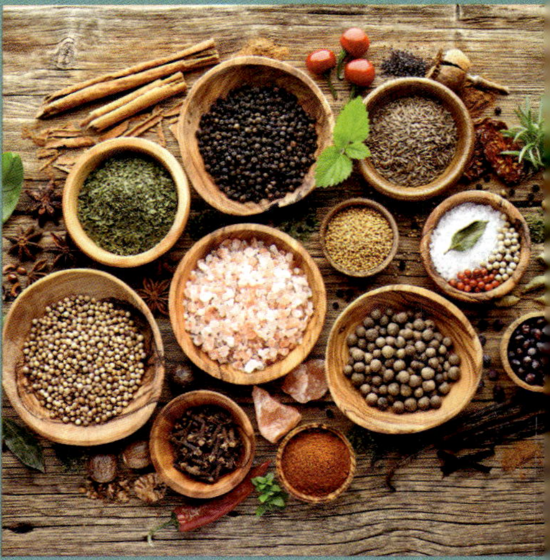

1

Grundlagen des Ayurveda

In diesem Kapitel teile ich mit dir die tiefen Geheimnisse des Ayurveda. Aber keine Angst, sie sind supereinfach und für jeden verständlich. Du wirst lernen, Verständnis für die Wünsche und Erwartungen verschiedener Familienmitglieder zu entwickeln, und erfahren, was es bedeutet, ayurvedisch zu leben und zu essen. Die Ernährung ist im Ayurveda, neben den Lebensgewohnheiten, ein großer Aspekt der Gesundheit. Schließlich kann dein Körper nur das nutzen, was du ihm zuführst.

Was ist Ayurveda?

Mit Ayurveda assoziieren viele Menschen gesundes Essen mit vielen Nährstoffen. Tatsächlich steckt dahinter jedoch eine ganzheitliche und zugleich individuelle Heilkunde. Als Basis eines gesunden Körpers spielt die Ernährung natürlich eine große Rolle, der Ayurveda stützt sich aber nicht allein darauf. Ayurveda denkt allumfassend, ohne dogmatisch zu sein. Es gibt Empfehlungen für die Ernährung wie für Lebensstil, Heilkräuter, manuelle Therapie, Bewegung und vieles mehr. Aber wie kann der Ayurveda uns überhaupt gesundheitliche Empfehlungen für alle Lebensbereiche geben?

Laut Ayurveda sind wir als Menschen ein Teil des Makrokosmos und bestehen aus der gleichen Materie wie alles andere in unserer Umwelt. Die mehrere Jahr-

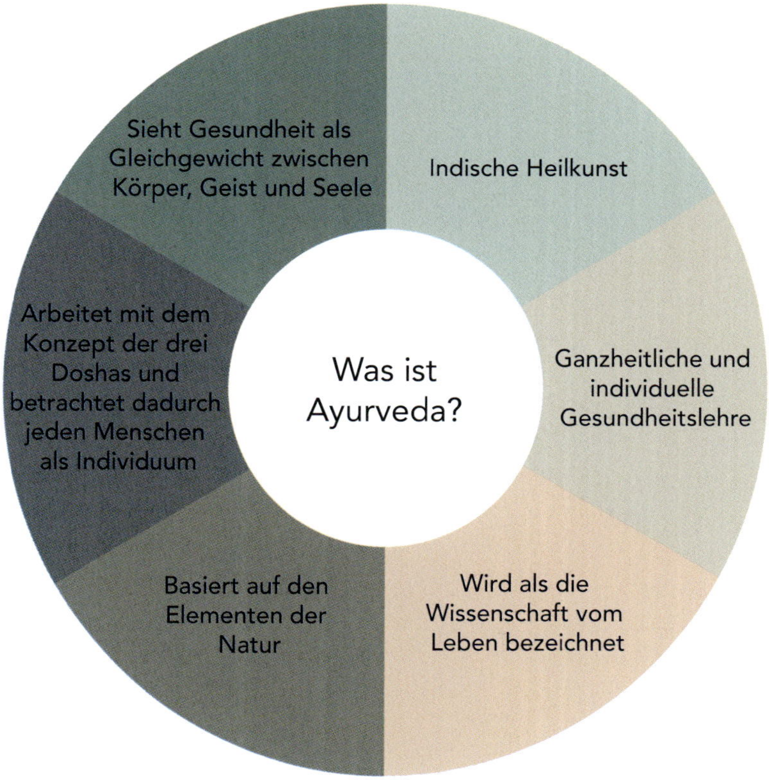
Was ist Ayurveda?
Indische Heilkunst
Ganzheitliche und individuelle Gesundheitslehre
Wird als die Wissenschaft vom Leben bezeichnet
Basiert auf den Elementen der Natur
Arbeitet mit dem Konzept der drei Doshas und betrachtet dadurch jeden Menschen als Individuum
Sieht Gesundheit als Gleichgewicht zwischen Körper, Geist und Seele

tausende alte indische Gesundheitslehre basiert somit auf den Elementen der Natur: Erde, Wasser, Feuer, Luft und Raum. Wir alle tragen einen bestimmten Anteil dieser Elemente in uns. Diese verschiedenen Anteile machen uns individuell. Klar, wir sind alle Menschen, aber wie unser Fingerabdruck völlig einzigartig ist, so gleicht auch sonst niemand dem anderen. Was für dich gut ist, muss nicht für den anderen gut sein. Die »Lehre vom gesunden und langen Leben« – das bedeutet der Begriff *Ayurveda* – ermöglicht dir ein tieferes Verständnis von dir selbst und hilft dir dadurch, gesund und glücklich durch alle Lebenslagen zu schreiten. Durch den Ayurveda wirst du auch die Menschen in deiner Umwelt sowie ihre Handlungen und Denkweisen besser verstehen lernen. Vor allem innerhalb der Familie ist es aber wichtig, nicht als allwissende Lehrerin aufzutreten. Auch wenn du nach der Lektüre dieses Buches vielleicht an der einen oder anderen Stelle es besser wissen wirst, ist es wichtig, die anderen in ihrer eigenen Entwicklung zu unterstützen. Versuche, andere Handlungs- und Denkweisen nie zu bewerten oder gar zu entwerten. Denn wie du eben schon gelesen hast, sind wir alle individuell. Um das noch etwas besser zu verstehen, möchte ich dir erklären, wie genau die fünf Elemente der Natur dich beeinflussen und was sie mit deiner Gesundheit und deiner Einzigartigkeit zu tun haben.

Die 5 Elemente und die Doshas

Alles, was dich umgibt, ist Teil des Makrokosmos. Unter Makrokosmos versteht man letztlich das Universum. Somit ist auch unsere Erde, unsere Natur ein Teil des Makrokosmos. Dein Körper ist ein Teil dieses Kosmos und wird deshalb als Mikrokosmos bezeichnet. Als Teil der Natur bist du aus den gleichen Teilchen aufgebaut wie alles um dich herum. Deshalb basierst auch du auf den Elementen der Natur. Jedes Element besitzt unterschiedliche Eigenschaften, die auch in deinem Körper in unterschiedlicher Weise Wirkung entfalten. Dem Element Erde sind die Eigenschaften »schwer«, »langsam«, »stabil«, »hart«, »fest«, »dicht«, »grob« und »unbeweglich« zugeordnet. Diese Eigenschaften findest du auch in deinem Körper wieder. Alles, was eine Struktur besitzt und deinem Körper Form und Stabilität verleiht, wie deine Körperhülle mit den Muskeln und Knochen, wird vom Erd-Element geprägt. Das Wasser-Element hat flüssige, fließende Eigenschaften. Wasser werden ebenso die Eigenschaften »dicht«, »weich«, »kühl«, »schwer« und »zusammenhängend« zugesprochen. Wie du sicher weißt, besteht dein Körper zu großen Teilen aus Wasser, meist zwischen 65 und 75 Prozent. Im Laufe des Lebens nimmt der Wassergehalt ab. Warum das so ist, werde ich dir später erklären.

Der Ayurveda schließt verschiedene Elemente zu Funktionseinheiten zusammen, den Doshas Vata, Pitta und Kapha. Wie du alle Elemente in deinem Körper vereinst, wirkt ebenso jedes Dosha in deinem Körper zu unterschiedlichen Anteilen. Die verschiedenen Dosha-Anteile in deinem Körper stehen in einem ganz individuellen Gleichgewicht und werden als *Prakriti*, Konstitution, bezeichnet. Durch dein einzigartiges Gleichgewicht hast du individuelle körperliche und mentale Vor- wie Nachteile. Stelle dir einmal vor, du würdest Erde und Wasser vermischen. Was bildet sich daraus? Richtig, eine formbare Masse, also Matsch. Aber man formt ja aus Lehm und Wasser Figuren oder auch Vasen. Dinge bekommen durch die Verbindung von Wasser und Erde eine Struktur. Im Ayurveda bilden Wasser und Erde gemeinsam das Kapha-Dosha. Die Eigenschaften aus beiden Elementen werden also im Kapha-Dosha zusammengefasst. Kapha hat damit die Eigenschaften »weich«, »kalt«, »zusammenhängend«, »schwer«, »langsam«, »stabil«, »fest«, »dicht«, »grob« und »unbeweglich«. Kapha wird oft als »Struktur- und Stabilitätsprinzip« bezeichnet. Kein Wunder, wenn du an das Lehmbeispiel denkst. Du solltest dir die Prinzipien

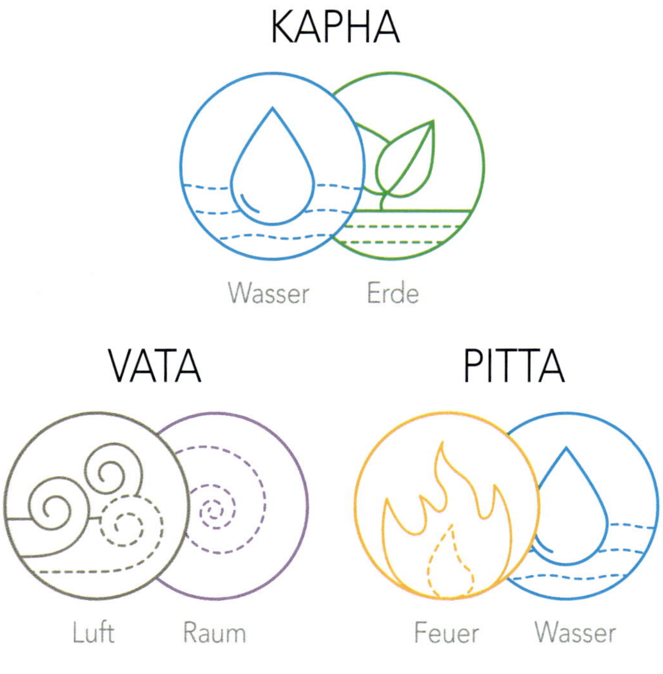

Die Doshas und ihre Elemente

unbedingt merken, denn sie vereinfachen es dir, die Auswirkungen der individuellen Konstitutionen zu verstehen.

Feuer besitzt die Eigenschaften »heiß«, »scharf«, »trocken«, »durchdringend« und »leuchtend«. Stell dir einmal ein Lagerfeuer vor. Bei der Verbrennung des Holzes wird etwas umgewandelt, nämlich brennbarer Stoff und Sauerstoff zu Wasser und Kohlendioxid. Feuer und (ein wenig) Wasser werden als Bioenergie Pitta zusammengefasst. Pitta steht für Stoffwechsel und Umwandlung. Dein Körper hat durch Kapha also schon mal eine Struktur und wird nicht vom nächsten Windhauch weggerissen. Durch Pitta erlangst du die Möglichkeit, Energie umzuwandeln und sie für dich zu nutzen. Pitta hat in deinem Körper die Aufgabe, Nahrung in Nährstoffe aufzuspalten und sie dir zugänglich zu machen. Mit Feuer kommt auch Licht in die Welt, so ist Pitta nicht nur mit dem Sehen assoziiert, sondern auch mit Aufmerksamkeit, Verständnis, Erkennen und Verstehen. Dein Feuer ist außerdem dein innerer Antrieb und der Ursprung von Wut, Hass und Neid, aber auch von Ehrgeiz und Bestreben. Neben der Verdauung deiner Nahrung ist Pitta auch an der Verdauung deiner Emotionen beteiligt.

Was fehlt unserem Körper neben der Möglichkeit zu sein und der Fähigkeit zu verstoffwechseln? Richtig, die Fähigkeit, sich im Raum zu bewegen, die Verbindung mit anderen, also Interaktion und Kommunikation. Das Luft-Element umfasst die Eigenschaften »beweglich«, »leicht«, »kalt«, »fein«, »trocken« und »rau«. Du findest dieses Element natürlich beim Ein- und Ausatmen, aber auch in Bewegungen der Muskeln, deines Verdauungstraktes und deinem Herzschlag. Um Bewegung möglich zu machen, braucht es Nervenimpulse. Das Luft-Element ist also auch stark mit deinem Nervensystem verknüpft. Ebenso sind gedankliche Prozesse und Emotionen wie Glück und Freude mit diesem Element assoziiert.

Das letzte Element, das ich dir gerne vorstellen möchte, ist Raum beziehungsweise Äther. Dieses Element ist etwas, das du nicht greifen kannst, etwas Subtiles. Es wird charakterisiert durch die Eigenschaften »weich«, »glatt«, »leicht«, »dunkel« und »durchdringend«. Wir benötigen Raum, um uns zu bewegen und am Leben teilhaben zu können. Stell dir nur einmal deine Gelenke ohne Luft und Raum zwischen den Knochen vor. Oder was wäre dein Bauchraum ohne ein bisschen Luft und Raum zwischen den einzelnen Organen? Bewegung wäre schlichtweg nicht möglich! Wir brauchen Raum und Luft, Feuer, Wasser und Erde, um überhaupt leben zu können. Die Elemente Luft und Raum werden dem Vata-Dosha zugeordnet. Dadurch wird Vata auch oft als »Bewegungsprinzip« bezeichnet. Vata ist aber nicht nur für die körperliche Beweglichkeit zuständig. Auch unser Bewusstsein mit der Fähigkeit, Liebe und Mitgefühl, aber auch Angst, Leere und Unsicherheit zu empfinden, wird durch diese Bioenergie geprägt.

Nun verstehst du vielleicht schon ein bisschen besser, warum der Ayurveda uns alle als Teil der Natur sieht und wie die fünf Elemente innerhalb deines Körpers wirken. Die Elemente sind der Grundstein unseres Seins. Im Ayurveda reden wir aber oft nicht von den Elementen, sondern beschäftigen uns mit der »vereinfachten« Version. Die Doshas, auch Funktionstypen oder Bioenergien genannt, fassen die Elemente nach ihrer Funktion im Körper zusammen. Durch diese Betrachtung fällt es uns einfacher, Körper und Geist zu verstehen und ihn ins Gleichgewicht zu bringen. Wie ich dir bereits erklärt habe, wirken immer alle drei Doshas in deinem Körper, allerdings je in unterschiedlichen Anteilen. Auf den nächsten Seiten zeige ich dir, welchen Einfluss deine Konstitution auf deinen Körper und deinen Geist hat.

	Kapha	Pitta	Vata
Prinzip	Stabilitätsprinzip	Stoffwechselprinzip/ Umsatzprinzip	Bewegungsprinzip
Eigenschaften	schwer kühl stabil weich ölig langsam	heiß scharf sauer flüssig penetrierend beweglich	kalt leicht subtil dunkel trocken rau hart
Sitz im Körper	obere ⅔ des Magens Brustraum Rachen Kopf Gelenke	Dünndarm Magen Bauchregion um den Nabel herum Augen Leber Bauchspeicheldrüse	Dickdarm Nieren Harnblase Kreuzbeinbereich Sinnesorgane Lendenwirbelbereich

Die drei Doshas im Überblick

Vata-Typen

Das Vata-Dosha vereint die Elemente Luft und Raum und wird oft auch als »Bewegungsprinzip« bezeichnet. So weit, so gut. Wenn besonders viel Vata in dir steckt, dann wirken besonders dessen Eigenschaften in deinem Körper. Man bezeichnet Menschen mit einem dominanten Vata-Anteil in der Konstitution darum auch als Vata-Typen. Das bedeutet, dass die körperliche Erscheinung, das Verhalten und die Anfälligkeit für bestimmte Erkrankungen durch Vata geprägt ist. Was bedeutet das aber jetzt genau für dich und deine Familienmitglieder?

Körperliche Charakteristika

Auf körperlicher Ebene ist vor allem die Feinheit von Vata präsent. Wenn du besonders viel Vata in dir trägst, dann besitzt du besonders feine, längliche Körperformen. Vielleicht bist du eher klein mit einem schmalen Becken und generell schmalen Gelenken. Deine Hände sind klein und deine Finger eher länglich und knochig. Deine Gefäße scheinen durch deine zarte Haut bläulich durch. Besitzt du feine Haare, die vielleicht sogar in alle Richtungen abstehen? Auch widerspenstige Locken sind Zeichen eines Vata-Typens. Ebenfalls im Gesicht finden sich die länglichen, schmalen und zierlichen Formen wieder. Kleine Augen, die nicht deine komplette Iris preisgeben, und Asymmetrie in Form einer schiefen Nase oder schiefer Zähne spricht für Vata. Dem Element Raum wird die Eigenschaft dunkel zugeschreiben. Dementsprechend sind ein dunklerer Hauttyp, eine tiefdunkle Augenfarbe und dunkle Haare Hinweise auf das Vata-Dosha in dir.

So unberechenbar, wie der Wind durch die Straßen fegt, kann es auch bei einem hohen Vata-Anteil in der Konstitution schon mal passieren, dass man unter Unregelmäßigkeit leidet. Unregelmäßiger Appetit, unregelmäßiges Durstempfinden und irreguläre Verdauung können ein Hinweis auf ein Übermaß von Vata sein. Trockenheit im gesamten Körper sorgt nicht nur für trockene Haut, sondern auch für trockene Schleimhäute und kann so Verstopfung fördern. Die Luftigkeit von Vata kann zu Luftansammlungen im Körper führen, die unter anderem Blähungen begünstigen kann.

Vata-Typen kann es an Masse fehlen, sodass sie eine hohe Flexibilität besitzen. Das kann Fluch und Segen zugleich sein. Meist sind ihre Bänder und Sehnen hyperflexibel, was zu Fehlstellungen der Gelenke führen kann. Durch die Stärkung der Muskulatur kann man die Gelenke aber wieder in die richtige Stellung bringen. Generell können häufige Beschwerden im Bewegungsapparat ein Zeichen eines krankhaften Übermaßes an Vata im Körper sein. Menschen mit einem hohen Vata-Anteil in der Konstitution haben oft Probleme mit einem schwachen Immunsystem und leiden vor allem im jungen Alter unter ihrem schwachen kardiovaskulären System. Junge Vata-Frauen können häufiger Probleme mit einer kurzzeitigen Ohnmacht zum Beispiel nach dem Aufstehen bekommen.

Psychische Charakteristika

Vata-Typen sind durch den Einfluss von Raum und Luft voller Energie und ständig aktiv. Sie besitzen eine unglaubliche Kreativität und lassen sich schnell motivieren und leicht begeistern. Ganz enthusiastisch sind sie spontan für jeden Spaß zu haben. Ihre unternehmungslustige und aufgeschlossene Art hinterlässt bei vielen Menschen einen positiven Eindruck. Sie fühlen sich immer lebendig, vor allem, wenn sie sich bewegen können und die Welt bereisen.

Durch ihre Offenheit sind sie aber auch leicht beeinflussbar. Wenn sie mal aus dem Gleichgewicht geraten, was bei so einem Wirbelwind schnell passieren kann, fühlen sie sich nervös, ängstlich und erschöpft. Es kann ihnen generell schwerfallen, sich zu fokussieren. Ordnung und strukturiertes Geschichtenerzählen gehören nicht gerade zu ihren Stärken. Vata-Typen genießen das Leben lieber im Hier und Jetzt, anstatt sich um das Morgen zu sorgen. Wenn das Morgen dann aber Realität wird und sie unsicher werden, können sich Ängste verstärken. So wie der Wind die Richtung wechselt, so wechselhaft kann auch das Gemüt eines Vata-Menschen sein. Von himmelhoch jauchzend bis zu Tode betrübt sind alle Emotionslagen vorhanden. Sie neigen dazu, Wohnort, Beruf oder auch Partner und Freundeskreise häufig zu wechseln.

Worauf im Umgang mit Vata-Typen besonders zu achten ist

Vata-Typen brauchen Bewegung, Liebe und Raum für Kreativität. Sie brauchen Sicherheit und Strukturen, um Ängste und Sorgen zu mindern und sich komplett entfalten zu können. Bei Kindern ist die Konstitutionsanalyse vielleicht etwas schwieriger, weil ihr Körper noch nicht in seiner Fülle entwickelt ist. Dennoch gibt es Anzeichen, die dich erkennen lassen, ob dein Kind ein kleiner Vata-Wirbelwind sein könnte. Eine ganz auffällige Eigenschaft ist, dass Vata-Kinder oft nicht still sitzen können. Sie müssen ständig in Bewegung sein. Das bezieht sich auch auf die geistige Ebene. Vata-Kinder können den ganzen Tag erzählen und unterbrechen sich oft selbst oder fangen mitten im Satz ein neues Thema an. Genauso unstrukturiert sind sie beim Spielen, sie beginnen mit einer Sache und sind im Kopf schon beim nächsten Spielzeug. Vata-Kinder sind sehr kreativ und malen gerne oder hören gerne Musik. Es ist wichtig, diese kreative und aufgeweckte Art wertzuschätzen und sie nicht als Hyperaktivität abzutun. Vata-Typen brauchen nämlich auch viel Liebe und Anerkennung von außen, um sich zu starken und eigenständigen Personen zu entwickeln.

Die Aktivität und Kreativität sind bis ins jugendliche Alter vorhanden. Als Jugendliche wählen Vata-Menschen gerne eine Gruppensportart, die Bewegung und Kreativität verbindet, wie zum Beispiel Tanzen, oder sie möchten ein Instrument spielen lernen. Probleme können sich dann ergeben, wenn Vata-Typen sich von Autoritäten oder hierarchischen Strukturen zu eingeengt und ungerecht behandelt fühlen. Dann lassen sie ihren Emotionen freien Lauf und kämpfen unermüdlich gegen vermeintliche Ungerechtigkeiten an. Das kann im Kindergarten genauso auftreten wie in der weiteren Schullaufbahn oder im Arbeitsalltag.

Vata-Menschen sind sehr offen und tolerant, lassen sich aber auch leicht beeinflussen. Deshalb ist es wichtig, seine eigenen ethischen und moralischen Vorstellungen im Rahmen der Familie zu klären und als Vorbild zu dienen. Denn wenn das Vata-Kind in seinen moralischen Ansichten schon etwas gestärkt ist, können ungünstige Freundschaften einen weniger prägenden Einfluss hinterlassen und Konflikte vermieden werden. In der Pubertät muss man so manches Mal für eine gewisse Ordnung sorgen.

Vata-Typen können ganz schön chaotisch sein, aber Ordnung und Struktur im Alltag geben ihnen Sicherheit und Raum, sich zu entfalten. Am Lebensanfang ist es da natürlich wichtig, Strukturen vorzugeben, aber ab einer gewissen Zeit sollten Vata-Typen auch mit in die Struktur integriert werden. Das heißt, es ist sinnvoll, ihnen Aufgaben im Alltag zukommen zu lassen, damit sie diese auch im späteren Leben als selbstverständlich ansehen. Dazu können zum Beispiel kleine Aufträge im Haushalt gehören, wie Badputzen, Staubsaugen oder Kochen. Es kann für sie wichtig sein, gebraucht zu werden und zu lernen, sich selbst zu strukturieren; dabei können auch Haustiere helfen.

Vata-Typen lieben den Kontakt zu anderen Menschen. Wieso dann nicht die Freunde nach Hause einladen? Gemeinsam ist es doch am schönsten. und gleichzeitig lernst du die Freunde deines Kindes kennen. Mit großen Kindergeburtstagen oder gemeinsamen Spieleabenden machst du dich auf jeden Fall beliebt. Auch wenn dieser kleine Vata-Mensch irgendwann seinen eigenen Weg geht, ist es bis dahin wichtig für ihn, liebende und verständnisvolle Menschen in seiner Nähe zu wissen. Egal ob Vata-, Pitta-, oder Kapha-Kind, für jeden Menschen ist es unglaublich wertvoll, eine Familie zu haben, die in jeder Lebenslage zu ihm steht. Egal, ob er sich für einen sicheren Job entscheidet oder Weltenbummler wird. Und ja, das ist mitunter vielleicht leichter gesagt als getan. Wir alle haben gewisse Vorstellungen, Wünsche und Ängste, was das eigene Kind betrifft. Aber das Wertvollste, das du deinem Kind schenken kannst, ist deine uneingeschränkte Liebe, dein Vertrauen und deine Wertschätzung.

Wie schon angedeutet, kann es bei Vata-Naturen nämlich vorkommen, dass sie einen unkonventionellen Beruf wählen und ihr Lebenslauf sehr üppig gefüllt ist. Mal hier ein kleiner Nebenjob, mal dort ein Auslandsaufenthalt. Besitz oder Ansehen ist für Vata-Menschen nichts Erstrebenswertes. Sie möchten das machen, was sie für sinnvoll halten. Deswegen findet man sie häufig in kreativen oder sozialen Berufen. Mit steigendem Alter nimmt das Bedürfnis nach Freiheit und Leichtigkeit zu. Sie lieben es zu reisen und die Welt, andere Kulturen und deren Menschen zu entdecken. Als Großeltern sind sie sehr einfühlsam und erkennen sofort, wenn es einem Familienmitglied nicht gut geht. Auch im höheren Alter lieben sie es, wenn alle zusammenkommen und gemeinsam Zeit verbringen. Sie bleiben oft bis ins hohe Alter aktiv, wenn sie sich keine Verletzungen zugezogen haben. Das Ziel sollte dann sein, sensibel mit ihnen umzugehen und sie immer noch ins Familienleben zu integrieren.

Vata

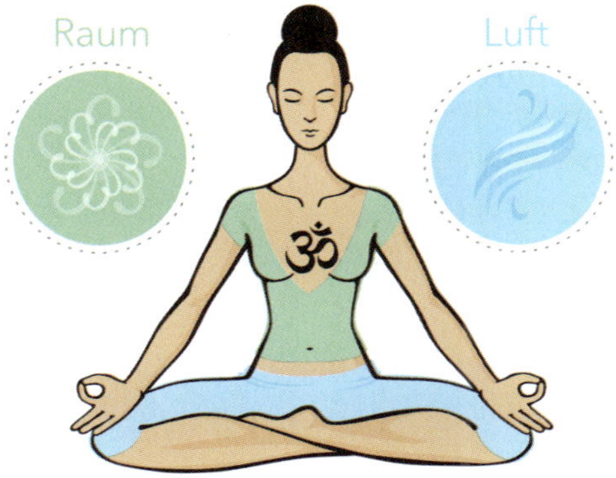

Elemente: Luft und Raum

Eigenschaften: kalt, leicht, subtil, dunkel, trocken, rau, hart

Körperliche Charakteristika: meist schmal und dünn mit einem langen Hals und langen Knochen

Persönlichkeit: spricht schnell, bewegt sich schnell, kreativ, enthusiastisch, begeisterungsfähig, braucht Liebe, Sicherheit und Bestätigung, unorganisiert, inspirierend, Wirbelwind

Körperliche Probleme: Verstopfung, Trockenheit, schwaches Immunsystem, neurologische und kardiovaskuläre Erkrankungen, Schmerzen im Bewegungsapparat

Emotionale Herausforderungen: Hang zu Ängsten und Sorgen, Nervosität, mangelnde Fokussierung, verminderte Stressresilienz

Geraten außer Balance: bei kaltem, trockenem Klima, starker Belastung sowohl körperlich als auch geistig, überraschenden Ereignissen, unberechenbaren Situationen, extremen Gefühlen wie Kummer, Sorgen, Ängsten oder Trauer; nach einer Operation, bei starken Sinneseindrücken wie Lärm oder lauter Musik, Reisen (vor allem Fliegen), zu viel Ablenkung, Einsamkeit und mangelndem Körperkontakt

In Balance: wenn Kreativität, Flexibilität, Leichtigkeit und Freude vorherrschen

Worauf im Umgang zu achten ist: brauchen Ordnung und Routinen, regelmäßige Mahlzeiten, brauchen Empathie und ein liebevolles, harmonisches Miteinander, brauchen Zeit mit Freunden und Familie, können durch gemeinsame Aktivitäten in der Natur Ruhe und Erdung gewinnen, müssen gehört werden

Pitta-Typen

Das Pitta-Dosha vereint die Elemente Feuer und Wasser. Ich finde, die Eigenschaften von Pitta lassen sich wirklich sehr intuitiv verstehen. Pitta ist in vielerlei Hinsicht die goldene Mitte und dennoch mit seiner hitzigen Art nicht zu unterschätzen. Das »Umwandlungs-/Stoffwechselprinzip« verleiht Menschen mit einem hohen Pitta-Anteil nicht nur einen großen Appetit, sondern auch einen gesunden und starken Körper. Im Folgenden erfährst du, wie ein Pitta-Typ aussieht, wie er denkt und unter welchen Erkrankungen er leiden kann, wenn er aus dem Gleichgewicht gerät und sein Feuer überhandnimmt.

Körperliche Charakteristika

Familienmitglieder mit einem hohen Pitta-Anteil erkennst du an ihren teilweise quadratischen, sportlichen und oft kantigen Körperformen. Sie sind mittelgroß, muskulös und besitzen mittelstarke Gelenke. Pitta-Typen sind dank einer starken Muskulatur häufig richtig gute Sportler und haben meist keine Probleme mit dem Gewicht. Sie nehmen schnell zu und schnell wieder ab. Becken und Schultern sind oft gleich breit. Der Handrücken ist mittelgroß und häufig so breit wie lang. Die Finger sind mittelgroß und auch ihr Nagelbett scheint nahezu quadratisch zu sein. Das Nagelbett sowie Haut und Lippen zeigen eine frische rote Farbe. Auch die Haare können rötlich oder aber blond sein. Krause Locken sind eher ein Zeichen eines Vata-Einflusses. Das typische Pitta-Haar zeigt eine glatte Struktur. Der Kopf ist mittelgroß, und das Gesicht wird von hohen Wangenknochen und leuchtend blauen oder grünen Augen dominiert. Mittelgroße rote Lippen, geformt wie ein Lippenherz, verraten den Einfluss der Pitta-Bioenergie.

Durch die Eigenschaften »scharf« und »sauer« haben Pitta-Typen oft Probleme mit der Magensäure. Sodbrennen oder Entzündungen der Magenschleimhaut können typische Erkrankungen sein. Nimmt das Feuer zu, nimmt auch der Stoffwechsel zu. Das kann zu Entzündungen der Darmschleimhaut führen. Pitta-Typen neigen daher häufiger zu Durchfällen und Problemen bei der Nährstoffaufnahme. Vor allem in der Pubertät kann das Feuer schon mal überschießen. Dann machen sich Hautunreinheiten und Entzündungen breit.

Psychische Charakteristika

Personen mit einem hohen Pitta-Anteil sind meist starke Persönlichkeiten mit eigenem Kopf. Sie haben eine schnelle Auffassungsgabe und sind oft sehr intelligent. Sie neigen dazu, sich in die Arbeit zu stürzen und Projekte nicht nur strukturiert zu planen, sondern auch umzusetzen. Kreativität wie bei Vata-Typen ist nicht unbedingt ihre Stärke. Sie sind mehr Machertypen. Es fällt ihnen dabei leicht, den Fokus zu behalten, sie müssen allerdings aufpassen, nicht auszubrennen, neigen also zu Burn-out.

Pitta-Typen haben durch ihr hitziges Gemüt einen Hang zum Extremen. Sie sind risikobereit und lieben intensive Erfahrungen. Deshalb sind sie oft engagierte Leistungssportler. Auch Extremsportarten wie Cave Diving oder Mountain Flying ziehen sie magisch an. Der Adrenalinkick bringt sie auf Hochtouren. Alles, was aufputscht, ist für Pitta-Typen weniger geeignet. Kaffee, Alkohol und andere Drogen sollten besser vermieden werden. Hat das Feuer einen zu starken Einfluss auf sie, kochen Emotionen wie Wut, Neid und Groll über. Auch in Beziehungen lieben sie es extrem und temperamentvoll. Grundsätzlich sind Pitta-Typen zwar selbstbewusste Personen, die wissen, was sie wollen, aber sie können dennoch liebevoll zu anderen sein. Durch ihren Charme und ihren Humor schaffen sie es, die Menschen um sich herum in den Bann zu ziehen.

Worauf im Umgang mit Pitta-Typen besonders zu achten ist

Pitta-Typen möchten verstehen. Sie diskutieren alles gerne aus und nehmen die Dinge nicht einfach so hin. Du kannst Pitta-Kinder schon früh daran erkennen, dass sie aufmerksam ihre Umwelt wahrnehmen und auf jede Situation angemessen reagieren. Sie geben lauthals Bescheid, wenn sie etwas nicht mögen, und entwickeln sich hervorragend in schnellem Tempo. Vor allem motorisch sind sie begabt, verfügen sie doch über eine gute Mischung aus starker Muskulatur und hoher Flexibilität. Durch ihre schnelle Auffassungsgabe können sie aber auch in der sprachlichen Entwicklung anderen Kindern voraus sein.

Wenn Pitta-Kinder ihren Willen nicht durchsetzen können, kann das schon mal in Wutausbrüchen enden. Es ist wichtig, dass du dir das bewusst machst. Ich hatte einmal eine Patientin, die sich furchtbar geschämt hat, als ihr Sohn sich vor allen anderen im Supermarkt schreiend und weinend auf den Boden hat fallen lassen, weil er die heiß geliebte Schokolade nicht mitnehmen durfte. Ja, so etwas kann sehr unangenehm sein, aber halte dir immer vor Augen, dass du nichts dafür kannst. Bei Pitta-Menschen – und vor allem in so jungen Jahren – können die Emotionen schnell mal überkochen und zu einer Kurzschlussreaktion führen. Weder weiterzugehen noch dem Wunsch des Jungen nachzugehen wäre eine gute Lösung in diesem Konflikt gewesen. Auch wenn es dir schwerfallen mag, blende die Personen um dich herum einfach aus. Sie bilden sich sowieso eine Meinung über dich, und das ist okay so – das liegt nicht in deiner Hand. Aber was du versuchen kannst, ist zu verstehen, warum beim kleinen Pitta-Menschen so eine Reaktion auftritt. Meist fühlen sich Pitta-Menschen, denen die Emotionen durchgehen, ungerecht behandelt, benachteiligt oder nicht gehört. Es ist wichtig, in solchen Momenten nicht mit Wut oder Ablehnung zu reagieren, sondern versuchen zu verstehen, was gerade passiert ist. Vor allem in der Pubertät können die Emotionen eines Pitta-Typens übersprudeln. Konflikte innerhalb der Familie bleiben da nicht aus. Versuche, Raum und Zeit zu schaffen, um diese Konflikte in Ruhe zu besprechen, denn in der akuten Situation wird das vermutlich nicht funktionieren. Es ist wichtig, dass die Gemüter wieder etwas abgekühlt sind. Konfliktregeln, wie sich nicht anzuschreien, können innerhalb der Familie helfen, um das Zusammenleben wieder etwas harmonischer zu gestalten.

In der Schule sind Pitta-Kinder oft perfektionistisch veranlagt und streben Höchstleistungen an. Sie müssen dazu ermutigt werden, auch Gruppenarbeiten gut zu meistern und sich manchmal etwas zurückzunehmen. Außerdem wird es wichtig sein, ihnen einen Ausgleich zum Schulalltag zu bieten. Es sollte etwas sein, das nicht noch zusätzlich Ehrgeiz schürt, sondern dafür sorgt, dass Stress und Leistungsdruck abgebaut werden können. Um gleichzeitig die sozialen Fähigkeiten zu stärken, bieten sich Gruppensportarten wie Volleyball oder Fußball an. Pitta-Typen möchten in allen Dingen versuchen zu glänzen, so auch beim Sport. Trotzdem sollte der Erfolgsgedanke nicht zu stark werden.

Gegenüber von Autoritätspersonen nimmt der Pitta-Mensch genauso wenig ein Blatt vor den Mund wie vor seinen Freunden. Kommunikation ist zwar seine große Stärke, dennoch muss in gewissen Situationen Vorsicht herrschen, um niemanden vor den Kopf zu stoßen. Mit klaren Regeln können Pitta-Personen gut umgehen, vor allem, wenn sie verstehen, wozu sie gut sind. So ist es auch wichtig, Regeln im Umgang mit Alkohol und anderen Drogen aufzustellen und zu erklären, da Pitta-Menschen zu extremen Verhaltensformen neigen und so schnell in eine Abhängigkeit geraten können. Im Erwachsenenalter sind Pitta-Menschen oft erfolgreich und diszipliniert. Sie müssen darauf achten, wichtige Menschen in ihrer Umgebung nicht zu vernachlässigen. Das machen sie auch nicht mit Absicht, sie sind einfach dauerhaft beschäftigt, besser zu werden und die Karriereleiter hochzuklettern.

Eine Abnabelung von den Eltern kann schon früh stattfinden und hat nichts damit zu tun, dass ihnen die Familie egal ist. Deshalb solltest du lernen, deine Wünsche liebevoll mitzuteilen. Wenn du dein Kind häufiger sehen möchtest, dann ist es manchmal besser, genau die Hingabe zu zeigen, die man sich von seinem Kind wünscht. Um den Kontakt regelmäßiger zu gestalten, kann man sich auch auf einen wiederkehrenden Telefonabend verabreden. Oder den ersten Samstag im Monat zum Familiensamstag erklären. Im höheren Alter werden Pitta-Menschen nicht unbedingt ruhiger. Sie haben ihren festen Standpunkt und verteidigen diesen auch vor anderen. Diskussionen können auch in diesen Jahren noch anstrengend sein. Sie wollen auch im hohen Alter selbstbestimmt und selbstständig bleiben; dank ihres gesunden Körpers gelingt ihnen das auch oft.

Pitta

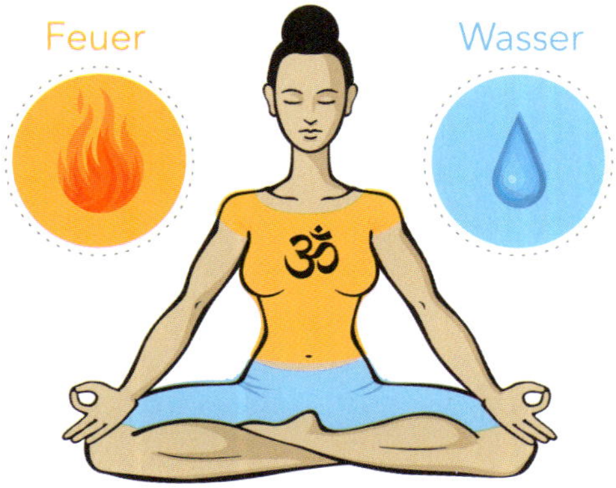

Elemente: Feuer und (wenig) Wasser

Eigenschaften: heiß, scharf, sauer, flüssig, penetrierend, beweglich

Körperliche Charakteristika: mittelgroße Statur, muskulös, sportlich, stabiles Gewicht

Persönlichkeit: fokussiert, intelligent, leidenschaftlich, stark, Hang zum Egoismus, Mut, Ausstrahlung, kann andere Menschen gut in den Bann ziehen, Machertyp,

Körperliche Probleme: Hauterkrankungen, Leberschwäche, Durchfall, Magenschleimhautentzündungen

Emotionale Herausforderungen: Wut, Neid, Eifersucht, Kritik, Hass

Geraten außer Balance: bei allen Arten von Hitze wie Sauna, Sonnenbaden, grellem Licht, feuchter Hitze, aggressiven, gewalttätigen Situationen, hitzig geführten Diskussionen, in allen Situationen, die Ehrgeiz und Konkurrenzdenken fördern, durch Zigaretten, Alkohol, Drogen

In Balance: wenn Intelligenz, Verantwortung, Mut und Leidenschaft vorherrschen

Worauf im Umgang zu achten ist: brauchen Aufmerksamkeit und Anerkennung, möchten sich gerne messen, bei Diskussionen und Konflikten auf eine ruhige und entspannte Umgebung achten, brauchen Grenzen, können in der Familie gut als Anführer und Beschützer fungieren

Kapha-Typen

Erde und Wasser – die stabilsten Elemente werden zum Funktionsprinzip Kapha zusammengefasst. Kein Wunder also, dass Kapha auch als »Stabilitätsprinzip« bezeichnet wird. Menschen mit einem hohen Anteil an Kapha in ihrer Konstitution verkörpern diese Stabilität besonders stark. Im Gegensatz zu Vata kann sie nichts so schnell umhauen. Sie sind der Stein in der Brandung, was aber auch bedeuten kann, dass sie sich nicht so schnell mitreißen lassen. Aber jetzt geht's erst mal um die körperlichen Eigenschaften. Bist du ein Kapha-Typ?

Körperliche Charakteristika

Kapha bringt Stabilität und Stärke in den Körper. Kapha-Menschen haben vor allem runde und weiche Körperformen. Bei Kapha wirkt alles grundsätzlich sehr harmonisch. Kapha-Typen sind groß, haben große, starke Gelenke wie beispielsweise ein breites Becken. Auch die Muskulatur ist gut ausgeprägt, so haben Kapha-Menschen zum Beispiel starke Bein- und Wadenmuskeln. Kapha hat im gesunden Status nichts mit Übergewicht zu tun. Die Haut ist weich, hell und fest. Die Hände sind groß mit starken Fingern, die Handknochen kann man eher nicht erkennen. Die Fingernägel sind groß und breit. Kapha-Menschen haben starke, feste und dicke Haare in meist kastanienfarbenen Tönen. Ihr Gesicht ist groß und rund, alles ist symmetrisch an dem Ort, an dem es sein soll. Sie haben große hellbraune Augen, dicke Wimpern und Augenbrauen und volle Lippen. Die Zähne sind groß, weiß und stehen in Reih und Glied.

Durch die große Körpermasse sind sie nicht die beweglichsten Personen dieser Welt, aber sie kann so schnell nichts umhauen. Körperliche Probleme können auftreten, wenn die Masse zunimmt. Dann neigen Menschen mit einem hohen Kapha-Anteil in ihrer Konstitution zu Übergewicht, Wassereinlagerungen und Diabetes. Außerdem heißt Kapha übersetzt »Schleim«. Dementsprechend setzt sich häufig Schleim bevorzugt in den Lungen und den Nasennebenhöhlen fest.

Psychische Charakteristika

Kapha-Typen sind geduldig und lassen sich eigentlich nie aus der Ruhe bringen. Sie machen alles in ihrem eigenen Tempo und sind damit auch grundsätzlich zufrieden. Sie sind sehr treue Wesen und kümmern sich liebevoll um ihre eigenen Bedürfnisse und die der anderen. Ihr Vertrauen ist unerschütterlich, und alles, was sie machen, machen sie sehr hingebungsvoll und strukturiert. Für Personen in ihrer Umgebung sind sie oft der Fels in der Brandung. Sie besitzen ein gutes Langzeitgedächtnis und planen die Dinge am liebsten lange im Voraus. Wenn der Plan dann steht, kann es aber schwer sein, ihn tatsächlich in die Tat umzusetzen.

Kapha-Typen lieben Harmonie, wodurch sie eher konfliktscheu sind. Dennoch haben sie ihre eigene Meinung und akzeptieren die Ansichten anderer, ohne jedoch von ihrem Standpunkt abzuweichen. Deshalb sind sie weniger beeinflussbar als zum Beispiel Vata-Typen. Risiken und Spekulationen sind genauso wenig typisch wie Spontanität und Leidenschaft. Sie brauchen ein gutes Gleichgewicht zwischen Aktivierung und Entspannung. Zu viel Aktivität kann sie überfordern, wohingegen zu viel Entspannung sie zu einem richtigen Couch-Potato werden lässt. Lethargie, Depression und emotionale Instabilität können dann entstehen.

Worauf im Umgang mit Kapha-Typen besonders zu achten ist

Schon als Kinder ruhen Kapha-Typen in ihrer Mitte. Sie sind zufrieden, egal, ob du sie in der Wiege schlafen lässt oder auf einen Trip zu Freunden mitnimmst. Sie können sich neuen Situationen und auch anderen Menschen gut anpassen. Im Kindesalter verstehen sie sich eigentlich mit allen gut und knüpfen schon früh tiefe Freundschaften. Kapha ist kein großer Freund von Veränderung und gleichzeitig sehr tolerant und friedvoll, deshalb halten gute Freundschaften meist ein Leben lang. Freunde und Familie sind für Kapha-Menschen eine große Priorität im Leben. Deshalb ist es wichtig, Freunde auch schon in jungen Jahren mit in den Familienalltag zu integrieren.

Kapha-Typen sind sehr harmoniebedürftig, sodass Konflikte innerhalb der Familie sie aus der Bahn werfen können. Im Laufe ihrer Entwicklung müssen Kapha-Menschen lernen, dass Konflikte nichts Böses sind. Sie dürfen sein und bedrohen nicht den Zustand von Harmonie und Liebe! Gemeinsame Unternehmungen mit der Familie, wie Spieleabende oder eine abendliche Kuschelzeit, sind für Kapha-Kinder besonders wichtig. Sie lieben es, in Ruhe beisammen zu sein, und wissen genau, wann es Zeit für sie ist, allein zu sein. Wenn sich Kapha-Typen mit sich selbst beschäftigen, sollte man sie nicht stören; sie wissen intuitiv, was sie gerade brauchen.

Um Trägheit und Übergewicht bei Kindern zu verhindern, ist es wichtig, Kapha-Typen die Bedeutsamkeit von körperlicher Bewegung schon früh beizubringen. In Sportmannschaften können sie sich gut eingliedern und fühlen sich ausgeglichener. Es sollten allerdings Sportarten vermieden werden, die viel Flexibilität oder ein schlankes Erscheinungsbild voraussetzen. Im Ballettunterricht können sich Kapha-Naturen unwohl und fehl am Platz fühlen.

In der Schule werden Kapha-Typen mitunter als introvertiert wahrgenommen, weil sie weder aufbrausend noch stark mitreißend sind. Dafür ist auf sie zu 100 Prozent Verlass, und das schätzen die Menschen in ihrer Umgebung. Vielleicht sind sie nicht für jeden Spaß zu haben, weil sie immer sorgfältig alle Risiken abwägen und wenig spontan sind. Aber ihre friedfertige und zufriedene Ausstrahlung hilft ihnen, nicht zum Außenseiter zu werden.

Kapha-Naturen haben aber Probleme, sich an neue Gegebenheiten anzupassen, deshalb kann die Pubertät zunächst als unangenehm und schambehaftet erlebt werden. Kapha-Jugendliche sind keine Partyhelden, verbringen ihre Zeit aber trotzdem gerne im Kreis ihrer Freunde. Sie haben einen hohen moralischen Anspruch und folgen in ihren Entscheidungen meist der Vernunft, sodass man sich als Eltern darauf verlassen kann, dass Regeln eingehalten werden. In der Schule sind sie nicht so ambitioniert wie Pitta-Typen und brauchen vielleicht länger, um Sachverhalte zu verstehen. Wenn sie sie aber verstanden haben, dann bleibt ihnen dieses Wissen, denn sie haben ein exzellentes Langzeitgedächtnis, das ihnen hilft zu glänzen.

Auch die beruflichen Ambitionen sind nicht allzu hochgesteckt. Alles, was man mit Ruhe und Geduld erreichen kann, ist gut genug. Man findet Kapha-Typen oft in Berufen, die strukturiert und nicht überfordernd sind. Sie sorgen im Beruf für Ordnung und möchten trotzdem mit Kollegen zusammenarbeiten. Ein häufiger Wechsel von Arbeitsplätzen oder Tätigkeitsbereichen ist nicht ihr Ding. Auch im höheren Alter stehen Kapha-Naturen loyal zu Freunden und Familie. Sie sind nun mal Familienmenschen, und das hört auch im Alter nicht auf. Sie kümmern sich liebevoll um Enkelkinder und sind auch im hohen Alter zuverlässig und verantwortungsbewusst.

Kapha

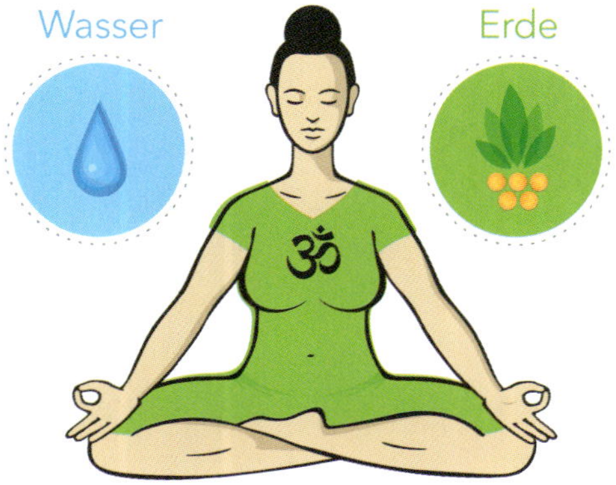

Elemente: Erde und Wasser

Eigenschaften: schwer, kühl, stabil, weich, ölig, langsam

Körperliche Charakteristika: große Statur, massiv, kurzer Hals, große Knochen, weiche Haut, harmonisches, symmetrisches Gesicht

Persönlichkeit: zufrieden, spricht langsam, bewegt sich langsam, beständig, treu, hingebungsvoll, geduldig

Körperliche Probleme: Diabetes, Tumorbildung, Übergewicht, Verschleimung im Kopf- und Brustbereich

Emotionale Herausforderungen: Antriebslosigkeit, Gier, Neid, Festhalten an Dingen und Menschen, Lethargie, Depression

Geraten außer Balance: bei Feuchtigkeit, Kälte, jeder Art von Routinen, Trägheit und Nichtstun, ständigem Sitzen oder Liegen, geistiger Bequemlichkeit, übermäßigem Streben nach Besitz und Sicherheit, Rauchen

In Balance: wenn Liebe, Ruhe und Gelassenheit vorherrschen

Worauf im Umgang zu achten ist: brauchen viel Liebe, Sport sollte zum täglichen Leben dazugehören, fressen Dinge in sich hinein, Konflikte sollten möglichst sofort geklärt werden, sie übernehmen innerhalb der Familie Verantwortung und unterstützen jedes Familienmitglied

Mischtypen

Wie du gelesen hast, bestehen wir nie aus nur einer Bioenergie. Die Doshas wirken zu unterschiedlichen Anteilen in unserem Körper. Du hast jetzt schon die drei Grundtypen Vata, Pitta und Kapha kennengelernt. Diese eindeutigen Konstitutionen treten nicht so häufig auf, wie man vielleicht vermuten könnte. Meist sind wir eine Mischung aus zwei oder drei dominanten Doshas. Ein Mischtyp bedeutet also, zwei (oder alle drei) Doshas sind in einer sehr ähnlich starken Ausprägung im Körper zu präsent. Daraus ergeben sich folgende Typen: Vata-Pitta, Pitta-Kapha, Vata-Kapha und die Tridosha-Konstitution, in der alle drei Doshas zu gleichen Teilen wirken. Diese letzte Kombination ist sehr selten

Es ist wichtig, sich mit den einzelnen Konstitutionstypen auszukennen, denn das erlaubt dir nicht nur eine bessere Einschätzung deiner körperlichen Vor- und Nachteile, sondern ermöglicht dir auch zu erkennen, wie du mit anderen Menschen umgehen solltest. Es erlaubt dir auch, eine gesündere Lebensweise in deinen Alltag zu integrieren. Du kannst mit dem Wissen über die Konstitutionslehre deinen Körper und deinen Geist verstehen. Du kannst lernen, wieder die Verantwortung für deine Gesundheit zu übernehmen und durch eine geübte Introspektion Ernährung, Sport und andere Lebensweisen präventiv einzusetzen. Es geht letztendlich darum, dich selbst und andere in ihren Handlungsweisen und Wünschen besser zu verstehen, sodass ein gesundes, verständnisvolles und harmonisches Zusammenleben möglich ist.

Vata-Pitta

Woran erkennst du, dass ein Familienmitglied ein Mischtyp aus der Vata- und der Pitta-Bioenergie ist? Durch die Kombination aus Luft, Raum und Feuer sind Vata-Pitta-Typen oft lebendig und dynamisch. Der Vata-Einfluss verleiht ihnen Empfindsamkeit, wohingegen Pitta mit dem nötigen Feuer gegensteuert. Um dir den Einfluss der beiden Doshas bildlich vorzustellen, habe ich ein kleines Beispiel für dich. Stell dir noch einmal das Pitta-Lagerfeuer vor. Was geschieht mit Feuer, wenn Wind dazu kommt? Wenn der Wind nicht zu stark ist, kann er das Feuer anfachen und aufrechterhalten. Bläst der Wind jedoch zu stark, wird das Feuer unterdrückt und es wird erlöschen. Dieses Prinzip verleiht Vata-Pitta-Typen Wechselhaftigkeit und Impulsivität.

Körperlich gesehen sind Vata-Pitta-Typen mittelgroß und sportlich. Die kantigen Züge von Pitta werden durch Vata feiner. Je nachdem, welches Dosha überwiegt, kann der Körper eher feingliedrig oder eher kraftvoll gebaut sein. Grundsätzlich ist das Aussehen und der Charakter eine Mischung beider Doshas. So können rote, blonde oder auch dunkelbraune Haare auftreten, die Augenfarbe entweder leuchtend hell oder tiefdunkel sein. Im Herbst, wenn das Vata-Dosha in der Natur zunimmt, sollte dieser Mischtyp zur Ruhe kommen und Stress reduzieren, im Sommer ist es wichtig, auf intensives Sonnenbaden zu verzichten und emotionale Reizbarkeit loszulassen.

Vata verleiht diesem Mischtyp Ideenreichtum, wohingegen Pitta das notwendige Durchsetzungsvermögen mitbringt. Vata-Pitta-Typen sind unternehmungslustig und immer gerne unter Menschen. Vor allem im Jugendalter sind sie oft Energiebündel und der typische Ausreißer. Im späteren Leben haben sie den Mut, ihren Träumen zu folgen.

Wenn das Vata oder Pitta aus dem Gleichgewicht geraten, können starke Stimmungsschwankungen auftreten. Diese können das Familienleben ab und zu anstrengender machen. Vata-Pitta-Typen können anfällig sowohl für Vata- als auch für Pitta-Störungen sein. Unterdrückte Emotionen führen zu Problemen gastrointestinaler Natur wie beispielsweise zu Magenschmerzen oder Durchfällen. In jüngeren Jahren sind Fieber oder Hautprobleme keine Seltenheit. Sie sind anfälliger für Stress und übernehmen sich schnell. Ein Vata-Überschuss kann dann zu Ängstlichkeit, Anspannung und Unkonzentriertheit oder Schlaflosigkeit führen. Wie dominante Pitta-Typen muss auch dieser Mischtyp im Laufe des Lebens darauf achten, nicht auszubrennen.

Pitta-Kapha

Feuer, Erde und Wasser verleihen diesem Typ die notwendige Geduld und Gelassenheit, auch die schwierigsten Ideen und Pläne in die Tat umzusetzen. Wenn dieser Mischtyp im Gleichgewicht ist, kann er alles schaffen, was er sich vornimmt, ohne dabei auszubrennen. Pitta-Kapha-Typen sind immer relativ groß, kräftig und doch sportlich. Man könnte sie als »Boxertyp« beschreiben. Generell besitzt dieser Mischtyp große Ausdauer und Kraft. Viele Spitzensportler gehören dieser Konstitution an. Kapha verleiht ihnen die körperliche und geistige Stabilität, um auch harte Trainingspläne mit Disziplin und Geduld umzusetzen.

Pitta bringt das nötige Feuer und den Kampfgeist mit, um sich in Wettkämpfen zu behaupten.

Kinder, die diesem Mischtyp zugerechnet werden, haben ihren eigenen Kopf und können sich gleichzeitig gut in die familiären Strukturen integrieren. Sie brauchen genügend Bewegung und gleichzeitig Kuscheleinheiten mit den Eltern. Die weichen Gesichtszüge und die strahlenden Augen machen diesen Mischtypen sympathisch. Die Kombination aus einem guten Immunsystem durch den Kapha-Einfluss und einem aktiven Stoffwechsel durch den Pitta-Einfluss schenken diesen Menschen eine gute Gesundheit. Die Kapha-Bioenergie sorgt außerdem für eine emotionale Stabilität. Wenn das Feuer mal hochkocht, können Wut, Neid und Impulsivität ans Licht kommen.

Pitta-Kapha-Naturen brauchen Anerkennung und Lob und möchten in der Schule von Mitschülern und Lehrern respektiert werden. Menschen von diesem Mischtyp sind im Beruf meist erfolgreich und streben Führungspositionen an.

Wenn der Pitta-Anteil aus dem Gleichgewicht gerät, können sich vor allem entzündliche Erkrankungen breitmachen. Die Leber wird überlastet (teils durch unverarbeitete Emotionen) und sorgt damit für ständige Müdigkeit sowie für eine Abneigung gegen fettige Nahrungsmittel. Bei Fieber, Kopfschmerzen, Hautausschlägen oder einer Gelbfärbung der Augen sollte Pitta dringend ins Gleichgewicht gebracht werden. Die Bioenergie von Pitta kann vor Kapha-Störungen wie Übergewicht schützen. Aber wenn Kapha für eine sehr lange Zeit aus dem Gleichgewicht ist, können sich auch chronische Verdauungsprobleme einschleichen, die dann den Stoffwechsel belasten und schlussendlich zu einer Kapha-Störung führen.

Vata-Kapha

In dieser Konstitution treffen Gegensätze aufeinander. Vata eher luftig, leicht; Kapha eher schwer und stabil. Menschen, die diese Konstitution besitzen, sind meist große Personen mit einem relativ kräftigen Körperbau und dennoch feingliedrigen Elementen. Vata und Kapha teilen die Eigenschaft der Kälte, das kann Personen mit dieser Konstitution zurückhaltend und introvertiert erscheinen lassen. Alles in allem sind sie aber sehr freundliche und gutmütige Wesen.

Die Gesichtszüge sind weich und fein gezeichnet. Meist haben Personen dieser Konstitution dunkle Haare. Überwiegt der Vata-Anteil, finden sich häufig eine schlanke Figur, große Hände und feine Haare. Wohingegen ein hoher Kapha-Anteil eher dicke Haare, eine fülligere Statur und eine helle, weiche Haut hervorbringt. Manchmal kannst du Menschen mit dieser Konstitution an den Gegensätzen ihres Körpers erkennen. Zum Beispiel kann der Oberkörper mit schmalen Schultern fein und leicht erscheinen, während der Unterkörper stämmig wirkt mit breiter Hüfte und starken Beinen.

Im absoluten Gleichgewicht sind Vata-Kapha-Typen ganz zufrieden und bodenständig. Sie riskieren nur selten etwas, und neue Ideen werden langfristig geplant und in aller Ruhe umgesetzt. Außerdem gehen diese Personen Konflikten lieber aus dem Weg und machen Probleme oft mit sich allein aus. Deshalb sind sie auch lieber im Hintergrund tätig und helfen bei großen Projekten gerne mit, anstatt das Ruder in die Hand zu nehmen. Sowohl das Vata- als auch das Kapha-Dosha haben sehr sensible Anteile, sodass ein Mensch mit einer dominanten Vata-Kapha-Konstitution hochsensibel ist und mitunter leichtgläubig anderen vertraut.

Typische Erkrankungen von Personen dieser Konstitution sind vor allem Verdauungsprobleme. Die Trägheit von Kapha und die Unregelmäßigkeit von Vata macht die Nahrungsverwertung wirklich schwierig. Auch ein schwacher Kreislauf und eine schlechte Durchblutung sind bei diesen Typen keine Seltenheit. Das kann zu Müdigkeit und einem schlechten Stoffwechsel führen. Im Winter herrschen Vata und Kapha vor. Dies ist damit eine Zeit, in der häufig Probleme auftreten können wie beispielsweise Husten, Schnupfen oder verschleimte Nasennebenhöhlen. Auch der Urogenitaltrakt ist ein Schwachpunkt dieser Konstitution. Durch Kälte können sie schnell Harnwegsinfekte bis hin zu Steinbildungen entwickeln.

Tridosha

Du hast das Gefühl, du bist von allem etwas und kannst dich nicht so wirklich einem Typ zuordnen? Dann bist du vielleicht ein Tridosha. Tridosha bedeutet, dass alle drei Bioenergien ganz ausgeglichen in deinem Körper wirken. Das kommt nur sehr selten vor. Tridosha-Typen neigen dazu, im völligen Gleichgewicht zu sein, aber jeder Einfluss kann sie auch aus dieser Balance bringen. Es ist schwer, einen Tridosha-Typen körperlich zu beschreiben, weil sich jeder Funktionstyp in wirklich jedem Körperteil mehr oder weniger stark ausdrücken kann. Wenn ich

Konstitutionsanalysen durchführe, versuche ich immer, die einzelnen Körperteile Schritt für Schritt durchzugehen. Nehmen wir beispielsweise die Fingernägel. Ein Tridosha-Typ verfügt über alle drei Einflüsse. Das bedeutet, die Fingernägel könnten die längliche Form von Vata, die Größe von Kapha und die rötliche Färbung des Nagelbetts von Pitta besitzen. Bei den Haaren kann die helle Farbe auf Pitta, die Dicke und Festigkeit der Haare auf Kapha und die widerspenstigen Locken auf Vata hindeuten. Dies zieht sich durch den gesamten Körper. Alle drei Energien sind fast immer zu gleichen Teilen vorhanden.

Du weißt, dass die Persönlichkeit eines Menschen im Laufe des Lebens durch äußere Einflüsse wie Erziehung, Regeln und Normen geformt werden kann. Wie unsere Gene gibt unsere Konstitution uns gewisse Tendenzen mit auf den Weg. Das bedeutet aber nicht, dass, wenn wir ein Gen für Krebs oder eine andere Erkrankung besitzen, wir diese auch tatsächlich im Leben ausbilden. Ein Tridosha-Typ hat das Potenzial, vollständig in seiner inneren Mitte zu ruhen. Er hat das Potenzial, alles zu erreichen, was er sich vornimmt. Er ist wortgewandt, lustig und ideenreich. Tridosha-Konstitutionen haben viel Mitgefühl und Verständnis, sind offen und warmherzig. Durch ihre gute Anpassungsfähigkeit sind sie leicht durch äußere Einflüsse und die Erwartungen anderer beeinflussbar. Ihre große Aufgabe ist es, sich nicht nur nach den anderen zu richten, sondern ihren eigenen Weg zu gehen und zielgerichtet Entscheidungen zu treffen.

Tridosha-Typen haben im Prinzip ein gutes Immunsystem, gerät jedoch eine der Bioenergien aus dem Gleichgewicht, können sich entsprechende Störungen entwickeln. Damit du verstehst, was ich meine, gebe ich dir ein kleines Beispiel: Nehmen wir mal an, ein Tridosha-Typ sitzt im Sommer stundenlang in der Sonne und ernährt sich größtenteils von scharfem oder saurem Essen. Das führt zu einer Erhöhung von Pitta, was zu entzündlichen Problemen wie Magenschmerzen, Durchfall oder Hautreizungen führen kann. Andersherum kann ein Tridosha-Typ, der eine meist sitzende Tätigkeit ausführt und schwere Mahlzeiten zu sich nimmt, eine Ansammlung von Kapha in seinem Körper provozieren. Dadurch können sich Übergewicht oder Ähnliches entwickeln. Ich denke, du hast jetzt verstanden, dass das große Potenzial, das in Tridosha-Typen steckt, mit einer großen Verantwortung einhergeht, denn es ist grundsätzlich darauf zu achten, im Gleichgewicht zu bleiben.

Der Einfluss von Jahreszeit und Tageszeit

So, wie die Natur mithilfe des Helligkeitswechsels aufgrund der Erddrehung einen Einfluss auf unseren Schlaf-wach-Rhythmus hat, so beeinflusst sie laut Ayurveda auch unser Erleben von Jahres- wie Tageszeit. Vor allem im Hinblick auf die Jahreszeiten ist das, wie vieles im Ayurveda, in sich äußert logisch.

Von Frühling bis Winter

Frühlingszeit ist Kapha-Zeit, denn hier herrschen vor allem Wachstum und Erneuerung in der Natur vor. Die ersten Blumen finden ihren Weg durch die Erde und lassen die Welt bald in den schönsten Farben erstrahlen. Was macht dieser Einfluss des Kapha-Doshas aber mit dir? Auf der einen Seite wirkt die Schwere von Kapha auf dich ein. Das bedeutet, du kannst der typischen Frühjahrsmüdigkeit verfallen, vor allem, wenn du sowieso schon viel Kapha in deinem Körper trägst. Es kann dir schwerfallen, morgens aus dem Bett zu kommen, was durch die Zeitumstellung Ende März noch verstärkt wird. Du verbringst deine Freizeit vielleicht lieber zu Hause oder, wenn überhaupt, nur mit regelmäßigen, ruhigen Aktivitäten wie Joggen. Dein Körper fühlt sich unter Umständen etwas steifer an als das restliche Jahr über, und du neigst zu Verschleimungen der Atemwege und Wassereinlagerungen im Körper. Auf der anderen Seite fällt es dir jetzt leichter, Pläne zu schmieden und sie gut zu strukturieren. Du hast mehr Geduld für die verschiedensten Dinge, und das Erlernen neuer Dinge gelingt dir in dieser Zeit vielleicht müheloser. Außerdem steht ein Frühjahrsputz an: Alles darf gereinigt werden. Auch innerlich wird eine Entgiftungskur dir in dieser Jahreszeit besonders guttun.

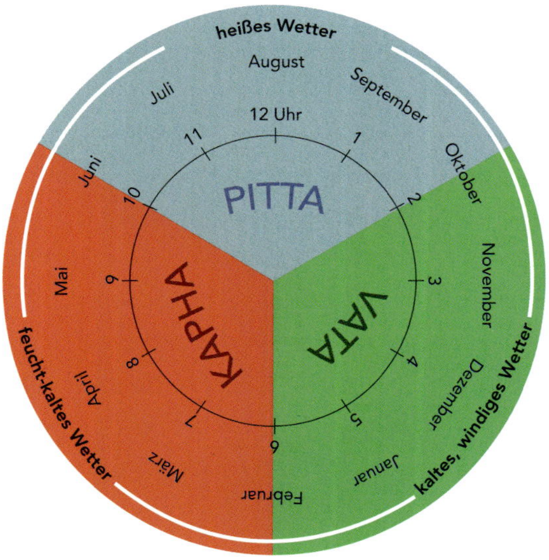

Die Tages- und Jahreszeiten nach Ayurveda

Was kannst du im Frühling für deine Familie tun? Der Einfluss von Kapha kann mehr Harmonie ins Familienleben, mehr Ordnung in den Alltag und mehr Geduld und Toleranz für andere bringen. Nutze die Kapha-Jahreszeit, wenn du neue Strukturen und Rituale im Familienleben integrieren möchtest. Nutze sie, um wieder mehr Zeit mit deiner Familie zu verbringen – draußen wie drinnen. Nutze sie, um mit der ganzen Familie Pläne für die Zukunft zu schmieden. Gemeinsame Feste, gemeinsame Aktivitäten oder Urlaube können nun mit weniger Streitpotenzial angegangen werden. Generell ist Kapha eine Zeit für Familie und Harmonie. Familienmitglieder mit viel Kapha in der Konstitution müssen nun etwas mehr aktiviert werden, Familienmitglieder mit mehr Vata in der Konstitution wirken jetzt ruhiger, geerdeter und besitzen mehr Energie. Bei Verschleimungen der Atemwege oder Antriebslosigkeit kannst du die Ernährung etwas schärfer gestalten. Das aktiviert nicht nur den Stoffwechsel, sondern erhöht auch das innerliche Feuer, wodurch übermäßiger Schleim verflüssigt wird.

Wenn die Temperaturen langsam zunehmen und die Sonne uns mit mehr Licht und Wärme versorgt, sinkt der Kapha-Anteil in der Natur und Pitta nimmt immer weiter zu. Mit den heißen Temperaturen des Sommers wächst auch das Konfliktpotenzial an. Vor allem um die Mittagszeit herum sollten Streitgespräche nun vermieden werden – aber dazu kommen wir gleich noch. Sommer bedeutet aber auch, dass das Leben vermehrt draußen stattfinden kann. Ein Tag am Wasser wird hitzige Gemüter abkühlen und bringt die Familie gleichzeitig zusammen. Warme ayurvedische Mahlzeiten im Sommer der Familie schmackhaft zu machen, kann eine wirkliche Herausforderung sein, hat doch jeder eigentlich mehr Lust auf ein Eis oder ein eisgekühltes Getränk. Vor allem Rohkost ist im Sommer ein großes Thema. Das Wichtigste ist, nicht zu dogmatisch zu werden. Kinder regulieren sich oft intuitiv und wissen meist ziemlich gut, was sie brauchen. Hast du beispielsweise ein feuriges, kleines Pitta-Kind, kann das Verlangen nach frischen Früchten im Sommer noch zunehmen. Versuche dann, mit verdauungsfördernden Gewürzen wie Fenchelsamen oder Ingwer entgegenzuwirken. Fenchelsamen stärken das Agni, das Verdauungsfeuer, ohne Pitta zu erhöhen. Sie lösen Krämpfe und befreien von Blähungen, die durch Rohkost auftreten können. Abkühlung kannst du bei gekochten Speisen im Sommer auch durch kühlende Gewürze schaffen. Ein abgekühlter, lauwarmer Tee mit frischer Minze und Zitrone ist durch seine kühlenden Eigenschaften eine gute Alternative. Wie wäre es zum Beispiel mit einer selbst gemachten Limonade?

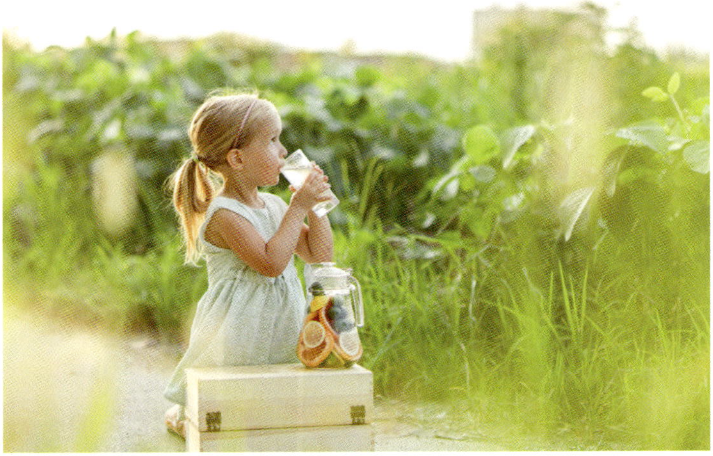

Herbal-Fruit-Infused Water

Für dein abkühlendes Kräuter-Früchte-Wasser bieten sich vor allem zwei Kräuter an: Salbei und Minze. Sie haben eine kühlende Wirkung auf deinen Körper und sind deshalb perfekt für eine sommerliche selbst gemachte Limonade. Wer es etwas bunt haben möchte, kann verschiedene Beeren hinzugeben. Auch Zitrone eignet sich gut, denn Zitrusfrüchte wirken zusätzlich der inneren Hitze entgegen.

Du brauchst: 500 ml Wasser • 1 Handvoll Minze • 1 Handvoll Beeren nach Belieben • 1 Bio-Zitrone

1. Bring das Wasser zum Kochen und fülle es danach in eine große Karaffe.
2. Wasche die Minze, die Beeren und die Zitrone gut ab. Schneide die halbe Zitrone in Scheiben.
3. Gib die Minze in das warme Wasser und lass sie darin ziehen, bis das Wasser noch lauwarm ist. Nun kannst du die Zitrone und die Beeren hinzugeben.
4. Presse den Saft der anderen Hälfte aus und gib ihn in die Karaffe. Trinke die Limonade lauwarm oder bei Zimmertemperatur.

Die Tage werden langsam wieder kürzer, die Blätter färben sich in den schönsten Rottönen und machen Platz für Neues. Die Herbstzeit beginnt, die Temperaturen nehmen ab und alles wird etwas gedämpfter. Dann weißt du: Die Vata-Jahreszeit beginnt. Die Vata-Zeit ist eine Zeit des Wandels und der Bewegung. Wir benötigen im Herbst generell mehr Ruhe und Zeit für uns selbst Wir brauchen Entspannung und müssen entschleunigen. Zeit mit der Familie, aber auch Stunden für jeden allein sind jetzt äußerst wertvoll. Wir geraten in dieser Zeit schneller aus der Balance und neigen zu typischen Vata-Störungen wie Trockenheit, knackenden Gelenken und einer unregelmäßigeren Verdauung. Wir sind in dieser Zeit auch mental anfälliger für Stress und Unruhe. Aufgrund des abendlichen Gedankenkarussells können Schlafprobleme zunehmen. Auch eine allgemeine Erschöpfung ist nicht selten.

Feste Routinen sind für ein stressfreies Familienleben das A und O. Auch das bedeutet nicht unbedingt, dass jeder dieselben Routinen benötigt, aber es ist wichtig, dass du selbst deine automatisierten Abläufe hast. Sowohl eine morgendliche als auch eine abendliche Routine geben dir Struktur und Ordnung. Regelmäßigkeit signalisiert deinem Körper und deinem Geist Entspannung. Du kannst nicht aus einem leeren Glas schöpfen. Du bist wichtig für die Menschen um dich herum. Aber du kannst nur für sie da sein, wenn du auch für dich selbst da bist. Das bekommst du vor allem im Herbst zu spüren. Self-Care hat in dieser Jahreszeit Priorität. Wenn du Kinder mit einem dominanten Vata-Anteil hast, können sie nun vermehrt unter Ängsten, Grübeleien und Schlafproblemen leiden. Es können sogar verstärkt Albträume in dieser Jahreszeit auftreten. Auch für sie sind feste Strukturen genau das Richtige. Strukturen vermitteln Sicherheit und Geborgenheit in der sonst so wechselhaften Jahreszeit. Um die Trockenheit im Körper auszugleichen, ist es wichtig, dass du stets auf eine ausreichende Flüssigkeitszufuhr achtest. Ebenso können Ölungen von außen in Form von kleinen Massagen angewendet werden. Kleine Kinder in der Wachstumsphase profitieren hierbei einerseits von der Stärkung ihres Gewebes und andererseits von der Vertiefung der Eltern-Kind-Beziehung. Ältere Kinder können die Ölungen selbst durchführen.

Im Winter ist das Klima bei uns eher kalt und wechselhaft. Mal regnet es den ganzen Tag, mal bedeckt Schnee den Boden und sorgt so für den Eindruck von vollkommener Ruhe der Natur. Kälte ist eine Eigenschaft, die sowohl Kapha als

	Frühling	Sommer	Herbst	Winter
Monat	circa Ende Februar bis Mai	circa Juni bis September	circa Oktober bis Januar	circa Dezember bis Februar
Dosha	Kapha	Pitta	Vata	Vata/Kapha

Die Doshas in den Jahreszeiten

auch Vata verkörpern. Die Wechselhaftigkeit des Wetters ist den Vata-Eigenschaften zuzuschreiben. Auch trockene oder dunkle Wintertage zählen dazu. Die weiße Farbe und die Schwere, die Schnee mit sich bringen, sind klare Anzeichen des Kapha-Einflusses der Natur. Wie du sicherlich schon bemerkt hast, wird die Winterzeit von beiden Doshas geprägt. Im Winter kann der Einfluss von Vata zu einem unregelmäßigen Appetit, unregelmäßiger Verdauung mit Luftansammlungen oder krampfartigen Beschwerden führen. Du neigst vielleicht mehr zu trockener Haut als im Frühjahr oder Sommer, aber doch weniger als im Herbst. Nach dem luftigen Herbst kannst du jetzt wieder mehr zur Ruhe kommen. Die besinnliche Zeit mit Familie und Freunden wärmt dein Herz und bringt dir ein Gefühl von Liebe und Vertrauen. Süße, wärmende und nährende Lebensmittel bringen dich genauso ins Gleichgewicht wie auch das richtige Maß an Bewegung. Der Anfang des Winters ist stärker von Vata geprägt und das Ende des Winters wird von Kapha beeinflusst, denn danach geht es wieder in den Frühling über.

Von morgens bis abends

Jetzt hast du schon eine Menge über den Einfluss der Jahreszeiten erfahren. Aber auch jeder Tag, ja jede Tageszeit unterliegt den verschiedenen Einflüssen der Natur. Morgens fühlen wir uns vielleicht noch etwas träge und starten etwas unwillig in den Tag, mittags haben wir ein gutes Energielevel erreicht. Um dieses zu halten, brauchen wir gegebenenfalls am Nachmittag eine kleine Zwischenmahlzeit, und dann starten wir in einen entspannten Abend und bereiten uns auf einen erholsamen Schlaf vor. So der Idealfall. Doch in einer Familie mit den verschiedensten Personen und Charakteren hat jeder unterschiedliche Bedürfnisse. Aber fangen wir vorne an. Laut Ayurveda wird die Zeit von 6 bis 10 Uhr morgens vom Kapha-Dosha beeinflusst. In dieser Tageszeit können wir uns also schwer, träge, antriebslos, aber auch geduldig, zufrieden und entspannt fühlen.

Mal Hand aufs Herz: Wer fühlt sich morgens eher gestresst? In meiner Jugend war das bei mir nicht der Fall, auch während des Studiums eigentlich nicht, doch dann hat es mich erwischt. Als ich anfing, Vollzeit zu arbeiten, hat sich die morgendliche Zeit zugunsten meines Schlafes auf ein Minimum reduziert. Mich hatte die Kapha-Trägheit im Griff, bevor sie dann durch die Vata-Hektik abgelöst wurde. Irgendwann habe ich gelernt, dass mein stressiger Morgen daher rührt, dass mein Abend nicht gut organisiert war. Ich ging zu spät ins Bett, hatte keine Abendroutine, habe lange im Bett wach gelegen und dann einfach zu wenig geschlafen. Vor allem im Familienleben ist es manchmal schwierig, sich selbst als oberste Priorität zu setzen, möchte man doch Zeit mit dem Partner verbringen, die Küche nach dem Abendessen sauber verlassen oder noch Dinge für den nächsten Tag erledigen. Aber auch in solchen Momenten ist es nun mal so, dass du nicht für andere da sein kannst, wenn du nicht auf dich selbst achtest. Deshalb verrate ich dir auf Seite 42 meine Tipps für einen stressfreien Morgen.

Natürlich ist die Art und Weise, wie jedes Familienmitglied den Morgen nutzt, auch vom jeweiligen Typ abhängig. Kapha-Typen wird es eher schwerfallen, das Bett zu verlassen. Sie mögen aber Strukturen und können so recht leicht Morgenroutinen etablieren. Sie brauchen nicht unbedingt ein Frühstück. Vor allem ein süßes Frühstück würde die Trägheit verstärken. Deshalb ist es für Kapha-Typen besser, sie starten mit dem Mittagessen in den Tag. Pitta-Typen haben meist kein Problem, energiegeladen den Morgen zu beginnen, es sei denn, sie sind zu lange aufgeblieben. Auf das Frühstück sollten sie nicht verzichten, süß oder herzhaft spielt hierbei keine Rolle. Meist brauchen sie etwas »Richtiges« zum Beißen; ein Käsebrot wäre aber eher ungünstig. Warum das so ist, erfährst du im Ernährungsteil. Vata-Typen wird es eher schwerfallen, den Morgen immer gleich zu gestalten. Sie brauchen am meisten Schlaf, dementsprechend ist es für sie wirklich wichtig, zeitig ins Bett zu gehen und dafür vielleicht ein bisschen früher aufzustehen. Auch Vata-Typen sollten das Frühstück nicht übergehen. Mit einer warmen, nährenden Mahlzeit starten sie entspannter in den Tag.

Ab circa 10 Uhr beginnt die Pitta-Tageszeit. Unser Stoffwechsel kommt in Schwung und wir sind voller Energie. Zwischen 10 und 14 Uhr sollte die größte Mahlzeit eingenommen werden. Natürlich am besten frisch gekocht. Da aber die Arbeitszeiten dem oft entgegenstehen, ist dies häufig weder für uns selbst noch für unsere Familienmitglieder möglich. Schulkinder gehen zum Beispiel

Drei Tipps für einen stressfreien Morgen

Stressfrei in den Tag zu starten, ist unfassbar wertvoll. Denn hier wird der Grundstein für den Rest des Tages gelegt. Wir sind entweder energiegeladen und zufrieden oder fühlen uns schon mit dem ersten Wimpernschlag vollkommen gestresst. Oft beginnen wir den Tag hektisch, weil wir am Vorabend keine Vorbereitungen getroffen haben. Meine Tipps lauten darum:

1. **Triff Vorkehrungen:** Versuche, dir am Abend ein paar Minuten nur für dich Zeit zu nehmen. Schaue in deinem Kalender, welche Termine anstehen. Lege dir oder auch deinen Kindern schon mal Kleidung heraus, um dir morgens die Entscheidung abzunehmen. Überlege dir, wie dein Morgen am nächsten Tag ablaufen soll. Möchtest du meditieren? Möchtest du dir Zeit für eine Tasse Kaffee nehmen? Wenn du etwas Besonderes vorhast, dann versuche, dies vorzubereiten. Du möchtest morgens eine Runde joggen? Dann hol deine Sportsachen raus und stell die Laufschuhe vor die Tür. Du möchtest Yoga machen? Dann leg dir deine Matte zurecht, ohne dass du am nächsten Morgen einen großen Aufwand betreiben musst.

2. **Aufstehen und ankommen:** Wie auch immer du in den Tag starten möchtest, mach es mit Ruhe! Aufwachen und hektisch von A nach B rennen, wird Körper und Geist in Unruhe versetzen. Du kannst dich zum Beispiel einen Moment noch an die Bettkante setzen und deine Fußgelenke und Handgelenke kreisen lassen. Du kannst dich auch einen Moment an einen stillen Ort setzen und dir eine kleine To-do-Liste für den Tag zusammenstellen. Was es auch immer ist, versuche, erst einmal im Tag anzukommen, bevor du weiterhechtest.

3. **Lieblingsmusik auf die Ohren:** Musik ist ein gutes Mittel, um deine Emotionen zu beeinflussen. Es gibt Lieder, die uns eher traurig machen, und Lieder, die Freude verbreiten. Starte mit deiner Happiness-Playlist in den Tag. Vielleicht gönnst du dir ja sogar ein kleines Tänzchen. Tanzen und Musik sind für mich die Stimmungsbooster Nummer eins und helfen mir, meine Sorgen und Ängste zu vergessen und ganz entspannt und zufrieden in den Tag zu starten.

in Ganztagsschulen und bekommen dort das typische Essen, das meist weder nährstoffreich noch ayurvedisch ist. In diesem Zusammenhang sind zwei Überlegungen sehr wichtig: erstens die Stigmatisierung, die Kinder oft erfahren, wenn sie etwas anders machen als ihre Mitschüler, und zweitens der eigene Wille der Kinder. Wie oft habe ich in meiner eigenen Schulzeit erlebt, wie Mitschüler gemieden oder – schlimmer noch – ausgelacht wurden, nur weil sie andere Interessen hatten oder andere Kleidung getragen haben als die anderen. Es ist natürlich jedem selbst überlassen, wie er dieses Problem löst. Und natürlich kann man sagen, dass Kinder lernen müssen, für ihre eigenen Überzeugungen einzustehen und sich zu behaupten. Die Frage ist nur: Sind es wirklich die Überzeugungen der Kinder? Kinder sind und bleiben eigenständige Wesen. Es ist okay, wenn sie ihren eigenen Willen haben. Sie dürfen sich aktiv gegen die eigentlich gesunde Lebensweise entscheiden. Darum ist es wichtig, ein Vorbild zu sein und zu vermitteln, dass gesunde Ernährung wichtig ist, sowie darauf zu vertrauen, dass die Kinder das Vorgelebte irgendwann in ihr Leben übernehmen. Wie du deine Mahlzeiten und die anderer Familienmitglieder auch außerhalb der eigenen vier Wände mit minimalem Aufwand »ayurvedisieren« kannst, zeige ich dir im Tipp auf Seite 45.

In der Mittagszeit ist aber noch etwas anderes wichtig. Ich habe es schon ein paar Seiten zuvor angesprochen: Wenn Pitta zunimmt, wächst auch das Konfliktpotenzial an. Eine erhitzte Gemütslage kann mittags überkochen, vor allem, wenn das Mittagessen nicht zeitig auf dem Tisch steht. Deshalb solltest du vermeiden, Konflikte in der Familie innerhalb der Mittagszeit anzusprechen. Verlege diese Gespräche besser auf den Nachmittag. Denn ab circa 14 Uhr beginnt die Vata-Zeit. In dieser Zeit sind wir offener für die Meinungen anderer und entwickeln kreative Ideen zur Lösungsfindung. In dieser Zeit sind wir aber auch anfälliger für das bekannte Nachmittagstief. Ein kleiner Snack kann vor allem Vata-Typen zu neuer Energie führen. Meine liebsten Snack-Rezepte findest du ab Seite 128.

Von 18 bis 22 Uhr ist wieder die Kapha-Energie besonders hoch. Sie soll dir dabei helfen, entspannt in den Abend zu starten und dich auf einen erholsamen Schlaf vorzubereiten. Mit Kapha nimmt die Stoffwechselleistung ab. Das bedeutet, dein Körper verdaut zu dieser Zeit nicht mehr so gut. Das Abendessen sollte also möglichst vor 19 Uhr eingenommen werden und nicht zu schwer sein. Pitta-Typen werden sich jedoch eher selten mit einer Suppe zufriedengeben. Wie beim Frühstück ist eine feste Beilage zum Reinbeißen erwünscht. Feste Routinen helfen dir, die Kapha-Zeit noch besser zu nutzen und deinem Körper zu signalisieren, dass jetzt Schlafenszeit ist. Der Trick mit der Regelmäßigkeit wirkt übrigens auch bei Kindern.

Vor 22 Uhr sollte jeder den Weg ins Bett gefunden haben, denn danach beginnt erneut eine Pitta-Zeit. Vielleicht ist dir das schon mal passiert: Du bist auf dem Sofa eingeschlafen, wachst um 23 Uhr auf und bist hellwach. Das ist der Einfluss von Pitta. Einfach weiterzuschlafen ist sehr schwierig. Meist hat man sogar noch mal einen Hungerschub. Und spätestens dann ist der Rhythmus durcheinander. Einschlafen wird auch schwer, wenn du zwischen 2 und 6 Uhr morgens aufwachst. Diese Zeit wird wieder durch Vata beeinflusst, darum ist der Schlaf jetzt sehr leicht. Personen mit einem hohen Vata-Anteil leiden manchmal unter Durchschlafstörungen und wachen regelmäßig in der Vata-Zeit auf. Auch Albträume sind in diesem Zeitraum nichts Ungewöhnliches.

	Kapha	Pitta	Vata
Tageszeit morgens	06:00–10:00 Uhr: beginne den Tag mit Bewegung und einer späten, leichten Mahlzeit, beste Zeit zum Lernen	10:00–14:00 Uhr: beste Verdauung von Nahrung, beste Zeit für deine größte Mahlzeit	02:00–06:00 Uhr: optimale Zeit zum Aufstehen für Meditation und eine leichte Yogapraxis, große Flexibilität
Tageszeit abends	18:00–22:00 Uhr: Vorbereitung auf den Schlaf, Abendroutinen	22:00–02:00 Uhr: beste »Verdauung« von Emotionen, Erfahrungen und Konflikten, Regeneration	14:00–18:00 Uhr: Kreativität, leichte Bewegung, leichtes Abendessen, große Flexibilität
Bedeutung fürs Familienleben	In der Kapha-Zeit sollte viel Wert auf Harmonie und gemeinsame Zeit mit der Familie gelegt werden.	Die Pitta-Zeit ist eine Zeit der Verdauung und der Regeneration, Konflikte und Diskussionen sollten in dieser Zeit vermieden werden.	In der Vata-Zeit kann man vor allem Kreativität und Bewegung in den Familienalltag integrieren. Auch Besuch von Freunden ist jetzt perfekt.

Die Doshas nach Tageszeiten

Mein Tipp für ein gutes Mittagessen auch außerhalb

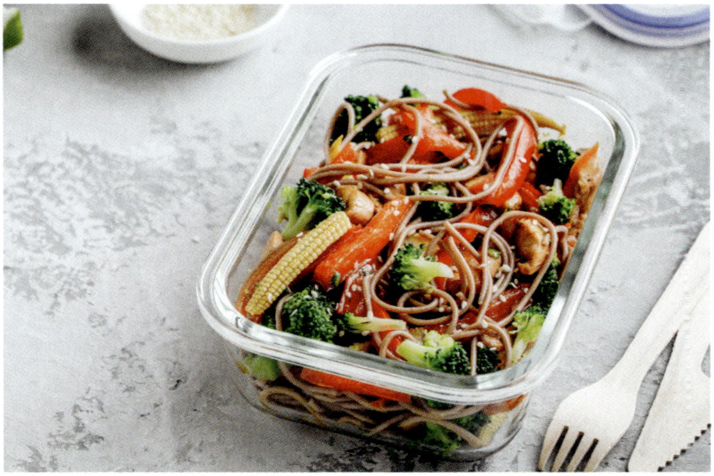

Wer kennt es nicht: Wir sind den ganzen Tag unterwegs, fahren vielleicht gar mit dem Fahrrad oder mit öffentlichen Verkehrsmitteln zur Arbeit und haben überhaupt keine Lust, zahllose Gerichte für den Tag mit uns herumzuschleppen. Außerdem ist morgens nun wirklich nicht die Zeit, ein Drei-Gänge-Menü für den Tag zu zaubern. Unterwegs oder bei der Arbeit kannst du dann zwischen zahllosen ungesunden Alternativen wählen. Döner, Currywurst oder doch ein schnelles Brötchen auf die Hand?

Wenn es dir genauso geht, habe ich die perfekte Lösung für dich, mit der du dich nicht mehr unwohl fühlen musst. Es gibt einen Weg, wie du Gerichte, die auf den ersten Blick nicht besonders gesund wirken, in gut verdauliche und auf dein Dosha abgestimmte Mahlzeiten verwandeln kannst. Das Zauberwort heißt »portable Gewürzmischungen für jedes Dosha und jede Mahlzeit«. Im dritten Kapitel, wenn es um die Umsetzung geht, zeige ich dir verschiedene Gewürzmischungen sowohl für herzhafte als auch für süße Speisen, mit denen du dein Essen im Handumdrehen ayurvedisieren kannst. Natürlich ist ein Schnitzel mit ayurvedischen Gewürzen nicht das beste Essen, das du zu dir nehmen kannst, aber dadurch, dass du deine Verdauungskraft unterstützt, wird es deinen Körper nicht so stark belasten. Und vielleicht hast du ja bei der Arbeit eine Kantine, die auch Pasta mit Gemüse oder Eintöpfe anbietet, sodass du ganz leicht deine Gewürze zur Unterstützung eines gesunden Lebensstils einsetzen kannst. Die Gewürzmischungen findest du ab Seite 141.

Die richtige Ernährung im Ayurveda

Zwischen den unzähligen Empfehlungen zur gesunden Ernährung wird es irgendwann schwierig zu beurteilen, was wirklich gesund ist. Welche Nahrung hält mich fit? Welche Lebensmittel beugen Krankheiten vor? Muss ich meine Ernährung im Laufe des Lebens ändern? Wir achten so sehr auf die Meinungen von Experten und vergessen dabei, dass wir einen ziemlich klugen Körper haben. Wenn wir lernen, richtig hinzuhören, können wir selbst am besten beurteilen, welche Nahrungsmittel wir vertragen und uns Energie schenken und welche Nahrungsmittel uns besonders träge machen.

Leider haben viele von uns aber den Bezug zum Körper und das Vertrauen in ihre eigene Intuition verloren. Kinder sind da oft ganz anders. Sie wissen meist ziemlich genau, was sie essen möchten und was nicht. Pitta-Kinder greifen eher zu Rohkost, um sich abzukühlen, während Vata-Kinder vermehrt nach süßen Nahrungsmitteln verlangen, um sich zu erden. Natürlich gibt es auch im Ayurveda Ernährungsempfehlungen, wichtig ist hierbei jedoch, nicht zu dogmatisch zu sein. Jeder steckt in seinem ganz eigenen Körper und muss für sich selbst entscheiden, ob die Mahlzeit gerade vorteilhafte oder eher negative Auswirkungen hat. In den nächsten Abschnitten erfährst du, was gesunde Ernährung im Ayurveda bedeutet und wie die Schulmedizin mit dem Thema Ernährung umgeht.

Du bist, was du verdaust

Einer der wichtigsten Aspekte in der ayurvedischen Ernährung ist die Verdauung. Denn wenn wir Nahrung zu uns nehmen, entscheidet unser Körper, welche Stoffe er aufnimmt und welche nicht. Und unsere Verdauungskraft bestimmt darüber, ob wir Nährstoffe aufnehmen oder nicht. Stell dir deine Verdauung einmal wie ein Lagerfeuer vor. Bei einem Lagerfeuer wird das Holz komplett verstoffwechselt. Im besten Falle bleibt kein Holz mehr übrig. So sollte es auch bei deiner Verdauung sein. Sie sollte so optimal funktionieren, dass du deine Mahlzeit vollständig nutzen konntest, dass also alle Nährstoffe deiner Nahrung verwertet werden konnten und alles Weitere ausgeschieden wird.

Stelle dir vor, du verbrennst kein Holz, sondern Plastik. Bei der Verbrennung von Plastik entstehen weitere Produkte wie Kohlenmonoxid oder Aromate wie Benzole. Kohlenmonoxid ist ein gefährliches Atemgift, das uns in wenigen Sekunden bewusstlos werden lässt, und von Aromaten geht eine krebserregende Wirkung aus. Es entstehen also Produkte, die für deinen Körper nicht gut sind und die dich krank machen können. Vielleicht nicht, wenn du nur einmal Plastik verbrennst, aber sicherlich, wenn du dein ganzes Leben lang auf Plastik anstelle von Holz setzt. In unserem Bild steht Plastik natürlich für Nahrungsmittel, die du nicht so gut verdaust. Das kann zwei Gründe haben: Entweder ist deine Verdauung beziehungsweise dein Magen-Darm-Trakt belastet und nicht fähig, richtig zu verstoffwechseln, wie beim Leaky-Gut-Syndrom, oder die Nahrung, die du zu dir nimmst, ist für dich nicht geeignet. Dabei geht es nicht nur um Süßigkeiten und stark verarbeitete Produkte, sondern um all die Lebensmittel, die du individuell weniger gut verträgst. Deshalb ist es wichtig, dich mit deiner Intuition zu verbinden. Außerdem können kalte Speisen und Getränke deine Verdauung belasten. Dein Körper muss die Körperkerntemperatur hochfahren, bevor die Verdauung deiner Nahrung möglich ist und alle Enzyme wieder auf Hochtouren arbeiten.

Im Ayurveda gibt es zwei Fachbegriffe für das, was ich dir gerade veranschaulicht habe. Unter »Agni« versteht man im Ayurveda das »Verdauungsfeuer«, also die Kraft deiner Verdauung. Wenn du ein starkes Agni besitzt, kannst du Nahrung gut verstoffwechseln. Dein Körper kann Lebensmittel vollständig aufspalten und die Nährstoffe so deinem Körper zugänglich machen. Wenn dein Agni geschwächt ist, wird deine Nahrung jedoch nicht so gut verstoffwechselt. Nahrungsmittelbestandteile bleiben zurück und können sich in deinem Körper

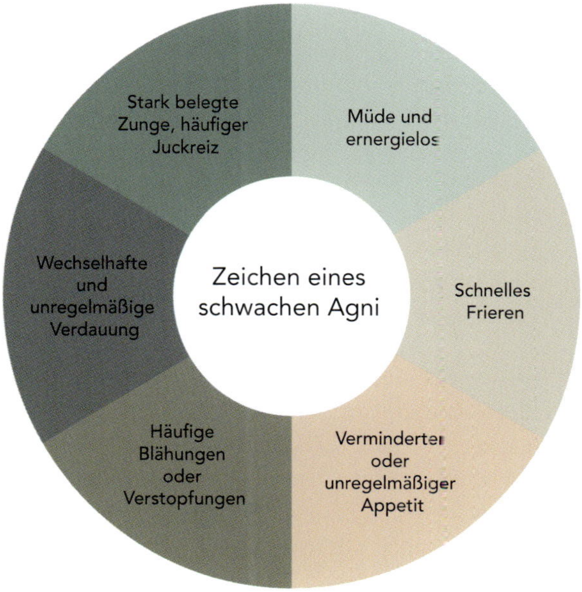

ablagern und ihn so belasten. Diese Nahrungsmittelrückstände nennt man im Ayurveda »Ama«. Du kannst dir Ama wie eine zähe Masse vorstellen, die sich in den einzelnen Kanälen deines Körpers ausbreitet. Deshalb ist Ama auch häufiger die Ursache von Krankheiten. Als Ama werden nicht nur Nahrungsmittelrückstände bezeichnet, sondern generell Dinge, die unseren Körper und unseren Geist belasten, wie beispielsweise Umwelteinflüsse in Form von schädlichen Abgasen oder auch negative Emotionen. Deshalb werden wir vermutlich nie ein Leben ohne Ama führen können, aber wir können dafür sorgen, dass unsere Verdauung optimal funktioniert und dass wir uns an den meisten Tagen die Nahrung zuführen, die gut für uns ist.

3 Tipps, um dein Agni zu stärken

1. **Vermeide eine Überfüllung deines Magens:** Wenn du eine große Decke auf ein Feuer wirfst, dann erlischt es. Genau das passiert, wenn du zu große Portionen isst. Du überforderst deine Verdauung und löschst dein Agni. Wie schon beschrieben, führt dies dazu, dass sich Ama bildet und sich Krankheiten manifestieren können.

2. **Sportliche Aktivität:** Durch eine tägliche Aktivierung deines Körpers fachst du deine Verdauung an. Bewegung stimuliert und stärkt dein Agni, und zwar ganz gleich, welche Aktivität du wählst. Hauptsache, du hast Spaß dabei. Wenn du es nicht schaffst, täglich Sport zu treiben, versuche wenigstens, zwei- bis dreimal pro Woche Bewegung in deinen Alltag zu integrieren.

3. **Ingwerwasser:** Durch die scharfe Wirkung des Ingwers kannst du dein Verdauungsfeuer stärken. Wenn du Magenprobleme hast, solltest du es mit frischem Ingwer probieren. Ansonsten ist Ingwerpulver die richtige Wahl. Gib einen halben Teelöffel Ingwer in ein großes Glas lauwarmes Wasser und trinke dieses 30 Minuten vor jeder Mahlzeit, um dein Agni anzuregen. Solltest du unter einer entzündlichen Erkrankung leiden, verzichte lieber darauf.

Was »richtige Ernährung« im Ayurveda bedeutet

Um sich richtig zu ernähren, gibt es im Ayurveda generelle Ernährungsempfehlungen und solche für die einzelnen Doshas. Mir ist wichtig, dass du verstehst, dass es zwar diese Empfehlungen gibt, aber jeder innerhalb der Familie individuell entscheiden muss, was gut für ihn ist und was nicht. Nur weil jemand in deiner Familie ein klarer Pitta-Typ ist, heißt das nicht, dass diese Person nicht doch ab und zu saure Früchte verträgt. Es spielen neben der Konstitution noch viele andere Faktoren eine Rolle. Um dir einen Anhaltspunkt zu geben, möchte ich dich dennoch mit den wichtigsten Empfehlungen und einigen Extras für die einzelnen Konstitutionstypen vertraut machen.

Die richtige Menge

Es gibt zwei Faktoren, die in der heutigen Zeit unsere Verdauung stark belasten. Das eine sind stark verarbeitete, schwer verdauliche und hochkalorische Nahrungsmittel, und das andere ist die Menge, die wir pro Mahlzeit zu uns nehmen. Ich selbst kenne das nur zu gut. Ich bin mit zwei großen Schwestern aufgewachsen und habe schnell gelernt, dass man sich entweder den Teller volllädt oder schneller isst als die anderen, um genug vom Essen abzubekommen. Versteh mich nicht falsch, wir hatten immer genug Essen auf dem Tisch, aber irgendwie ging der Futterneid mit mir durch. Auch heute fällt es mir schwer, nicht doch noch ein bisschen mehr zu essen, einfach weil es so lecker schmeckt. Die richtige Menge zu sich zu nehmen, hängt aber von unterschiedlichen Faktoren ab. Wenn es beispielsweise nur Salat gibt und nur wenig Öl im Dressing ist, dann braucht der Körper davon eine größere Menge, um wirklich satt zu werden. Kleine Kinder haben dafür ein gutes Gespür: Meine kleine Nichte, die nicht einmal ein Jahr alt ist, ist schon nach einem halben Glas Fruchtmus pappsatt und möchte dann keinen weiteren Löffel in den Mund nehmen. Egal, wie sehr ich sie zu mehr zu animieren versuche und den Löffel wie ein Flugzeug vor ihrem Gesicht hin und her schweben lasse: Sie will einfach nicht. Das hat mich an zwei wichtige Dinge erinnert. Erstens, dass diese kleine Maus ganz intuitiv spürt, dass sie satt ist und jetzt nichts mehr haben möchte. Und zweitens, dass die richtige Menge auch davon abhängt, wie groß man ist und wie viel man verbrennt. Vielleicht kennst du das von dir selbst oder bemerkst diese Tendenzen innerhalb deiner Familie. Im Folgenden habe ich ein paar Tipps für dich, um die richtige Menge zu finden.

Wie du die richtige Menge findest

1. **Die ganze Welt in deinen Händen:** Auch wenn wir es vielleicht manchmal unfair finden: Männer können einfach mehr essen als Frauen. Hart, aber wahr. Das liegt nicht unbedingt daran, dass sie dem männlichen Geschlecht angehören, sondern viel häufiger daran, dass sie einfach zwei Köpfe größer sind als Frauen. Ein gutes Maß, um die für sich individuell passende Menge zu finden, sind unsere Hände. Auch das ist hart, aber wahr. Ich habe winzige Hände, deshalb nimmt mich dieser Fakt besonders mit. Aber trotzdem, wenn ich mich an dieser Menge orientiere, also pro Mahlzeit nur so viel esse, wie in meine beiden Hände passt, dann fühle ich mich einfach besser. Das bedeutet aber auch, dass die Mahlzeit ausgewogen sein muss. Denn wenn wir ehrlich sind, wird keiner satt davon, zwei Hände Salat zu essen. Deine Mahlzeit sollte also alle Komponenten enthalten: gesunde Fette, Proteine und Kohlenhydrate.

2. **Große oder kleine Schüssel:** Ein weiterer Trick, um sich nicht zu überessen, ist, die Größe seines Tellers noch mal zu überdenken. Hast du schon mal ein Fünf-Gänge-Menü gegessen? Als ich es das erste Mal tat, war ich überzeugt, nicht satt zu werden. So kleine Portionen auf so einem großen Teller – allerdings wird das häufig unterschätzt. Und ich war wirklich noch nie hungrig nach einem mehrgängigen Essen. Unser Auge isst eben mit. Wir sehen den großen Teller, der nur zu einem Drittel gefüllt ist, und fürchten, dass dies nicht reicht. Wir sind unzufrieden. Andersherum funktioniert dies auch: Nehmen wir einen großen Teller, füllen ihn komplett und wir essen so lange, bis er leer ist. Nicht, weil wir noch so hungrig sind, sondern weil unser Unterbewusstsein uns sagt: Da liegt noch was auf dem Teller – das muss weg! Danach fühlen wir uns rund wie eine Kugel. Lege dir darum eine schöne Schüssel zu, die genau in deine beiden Hände passt. Wieso sollte sie schön sein? Damit du dich jedes Mal freust, wenn du aus ihr essen darfst. Wieso so groß wie deine Hände? Damit du dir weder zu viel noch zu wenig in deine Schüssel füllst. Das macht dich gleichzeitig zufrieden und satt, ohne deinen Magen zu überlasten.

3. **Bist du wirklich satt?** Um herauszufinden, ob es wirklich die richtige Portionsgröße war, ist es wichtig, nach dem Essen in dich zu gehen und zu spüren, ob du wirklich satt bist. Es geht nicht darum, dich zu fragen, ob du jetzt noch ein wenig Schokolade brauchst, sondern vielmehr um zu fühlen, ob du deiner Verdauung bis zur nächsten Mahlzeit Zeit geben kannst. Wenn du dich an die Zwei-Hände-Regel hältst, musst du darauf achten, wie lange du satt bist. Wirst du nach zwei Stunden wieder hungrig? Dann ist entweder das Maß nicht groß genug oder die Zusammensetzung deiner Nahrung war nicht richtig für dich. Bist du mehr als vier Stunden gesättigt? Dann war die Portion entweder zu groß oder die Nahrungsmittelzusammenstellung zu schwer.

Das richtige Timing

Wie du schon gelesen hast, unterliegen die verschiedenen Tageszeiten den unterschiedlichen Einflüssen der Doshas. Aber auch dein Agni, dein Verdauungsfeuer, ist zu unterschiedlichen Zeiten individuell stark. Morgens ist das Agni noch eher schwach. Der Stoffwechsel und die Verdauung müssen erst hochgefahren werden. Deshalb können Kapha-Typen meist gut auf Frühstück verzichten. Sie haben die trägste Verdauung und dürfen darum gerne anders in den Tag starten.

Seinen Höhepunkt findet Agni in der Mittagszeit, etwa um 12 Uhr herum. Hier sollte die größte und am schwersten verdauliche Mahlzeit eingenommen werden. Nachmittags flaut das Feuer dann langsam ab, sodass abends eine leicht verdauliche Mahlzeit gewählt werden sollte. Vor allem Vata-Typen dürfen gerne vor dem Abendessen noch eine kleine gesunde Zwischenmahlzeit essen. Auch Pitta-Typen kann es schwerfallen, zwischen Mittag- und Abendessen keine Mahlzeit mehr zu sich zu nehmen. Grundsätzlich gilt: Wenn Hunger da ist, war entweder die Menge nicht groß genug, die Zusammensetzung zu unterkalorisch oder der Verbrauch ist einfach höher. In jedem Falle ist eine Zwischenmahlzeit richtig, und im weiteren Verlauf kann eine Anpassung von Menge oder Zusammensetzung ausprobiert werden.

Die letzte Mahlzeit sollte vor 19 Uhr eingenommen werden, damit der Schlaf und die Regeneration nicht durch die nächtliche Verdauung beeinträchtigt werden. Dein Körper und deine Verdauung können außerdem am besten arbeiten, wenn Regelmäßigkeit vorherrscht. Versuche, möglichst zu den gleichen Zeiten zu essen, um dem Körper zu signalisieren, dass gleich die Zeit der Verdauung gekommen ist. Bei einer richtigen Routine kann der Körper dann die Verdauungsenzyme zeitgerecht produzieren und so das Agni stärken. Auch in Sachen Timing sind Kinder ziemlich coole Wesen. Kleine Kinder melden sich von allein, sobald sie hungrig sind und es an der Zeit ist zu essen.

Wie viele Mahlzeiten benötigst du am Tag?

Je nachdem, welches Dosha in dir vorherrscht, brauchst du unterschiedlich viele Mahlzeiten am Tag, um dich zu erden und dein Verdauungsfeuer zu stärken. Vata, als sehr luftiges Funktionsprinzip, braucht eher mehrere kleine Mahlzeiten, wohingegen Kapha oft mit zwei großen Mahlzeiten auskommt. Generell gilt: Wenn möglich, sollte mittags die größte Mahlzeit eingenommen werden und abends etwas gegessen werden, was leicht verdaulich ist. Was du von typischen Low-Carb-Diäten kennst, dass abends möglichst keine Kohlenhydrate gegessen werden sollen, gilt im Ayurveda nicht.

Proteine sind schwerer verdaulich für den Körper und nehmen mehr Verdauungszeit in Anspruch. Wenn du sie abends isst, kann sich dein Körper in der Nacht nicht so gut auf Regeneration konzentrieren, sondern muss sich mit der Verdauung beschäftigen. Gesunde Kohlenhydrate kann der Körper hingegen sehr gut und einfach aufspalten, sodass sie am Abend ideal sind. Wenn du deine abendliche Mahlzeit warm gestaltest und am besten noch eine Suppe oder einen Eintopf wählst, kannst du eigentlich nichts falsch machen. Pitta möchte in Suppen gerne noch was zum Kauen haben, da bietet sich eine Einlage aus Hirse oder Amaranth an. Außerdem ist Regelmäßigkeit wirklich wichtig. Versuche, die Mahlzeiten möglichst zur gleichen Tageszeit einzunehmen. Das hilft deinem Körper, sich auf Verdauung vorzubereiten und schon mal alle nötigen Verdauungsenzyme herzustellen.

Für Kapha-Typen kann es angenehm sein, auf das Frühstück zu verzichten. Vor allem im Frühjahr kann das Frühstück zu Schwere und Trägheit führen. Probiere gerne aus, was am besten passt.

	Vata	Pitta	Kapha
Frühstück	ja	ja	vielleicht
Mittagessen	ja	ja	ja
Abendessen	ja	ja	ja
Zwischenmahlzeiten	2	1	(am besten) 0

Welche Mahlzeit für welches Dosha?

Das richtige Gleichgewicht

Eben habe ich schon von der Zusammensetzung der Mahlzeiten gesprochen. Wie bei der Menge ist es wichtig, ein ausgewogenes Gleichgewicht auf dem Teller zu schaffen, damit man bis zur nächsten Mahlzeit gesättigt ist. Das richtige Gleichgewicht für jeden zu finden, kann eine ganz schöne Herausforderung sein. Die Frage ist: Wie sollte eine Mahlzeit generell aufgebaut sein, um deinen Körper perfekt zu nähren? Welche Bestandteile gibt es überhaupt in unserer Nahrung? Grundsätzlich unterscheiden wir Kohlenhydrate in Form von Getreiden, Gemüse oder Obst, gesunde Fette sowie Proteine (tierische wie pflanzliche).

Vata braucht einen großen Anteil an Nahrungsmitteln, die leicht verdaulich sind und gleichzeitig nähren. Bei allen Konstitutionen bildet der Getreideanteil die Basis deines Tellers. Bei Vata-Typen sollten etwa 55 Prozent des Tellers mit gesundem Getreide gefüllt sein. Dazu zählt zum Beispiel Basmatireis, Dinkel, Quinoa oder auch Haferflocken. Der Gemüseanteil ist bei allen Konstitutionstypen die zweitgrößte Komponente. Gemüse, vor allem in roher Form, enthält allerdings viele pflanzliche Fasern, die eine labile Vata-Verdauung beeinträchtigen kann. Der Gemüseanteil ist bei Vata-Personen also etwas reduzierter als bei den anderen Konstitutionstypen. Er liegt bei circa 20 Prozent. Darunter fallen Fenchel, Karotten, Kürbis, Okra, Pastinaken, Rote Bete, Spinat, Süßkartoffel, Zucchini und vieles mehr. Um die Verdauung zu unterstützen und Vata gut zu nähren, ist der Fettanteil auf dem Teller größer als bei Pitta- und Kapha-Typen. Zu diesen gesunden Fetten gehören Nüsse, Samen und andere Öle. In diesen Bereich fallen auch Milchprodukte, wenn du diese zu dir nimmst. Den Rest des Tellers kannst du mit Hülsenfrüchten füllen. Hülsenfrüchte liefern die notwendigen Proteine. Wenn du Fleisch oder Fisch verzehrst, nehmen diese tierischen Produkte den Platz der Hülsenfrüchte ein, wobei (wenn überhaupt!) nicht bei jeder Mahlzeit tierische Produkte verzehrt werden sollten. Obst sollte nicht zu den Mahlzeiten, sondern lieber als Zwischenmahlzeit, im morgendlichen Getreidebrei oder in einem Chutney verzehrt werden.

Für Pitta wird der Getreideanteil etwas reduziert zugunsten des Gemüseanteils. Hülsenfrüchte nehmen einen größeren Stellenwert ein als Fette und Öle. So ergibt sich am Ende die Zusammensetzung, die das Diagramm auf Seite 54 zeigt. Als Getreide eignen sich vor allem Amaranth, Basmatireis, Dinkel, Gerste, Hafer und Quinoa. Günstige Pitta-Gemüsesorten sind Aubergine, grünes Blattgemü-

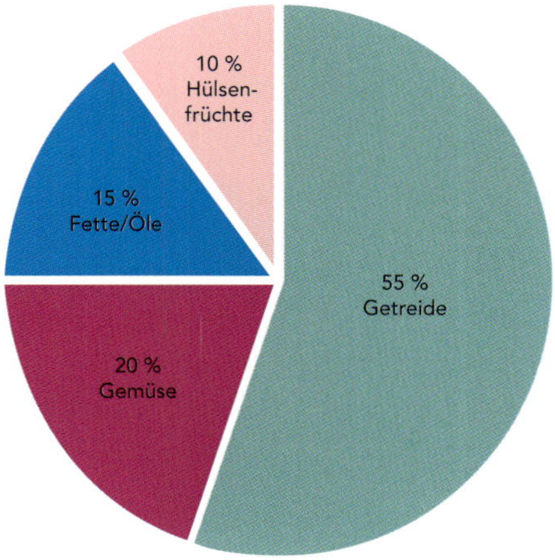

Ausgewogene Ernährung für Vata-Typen

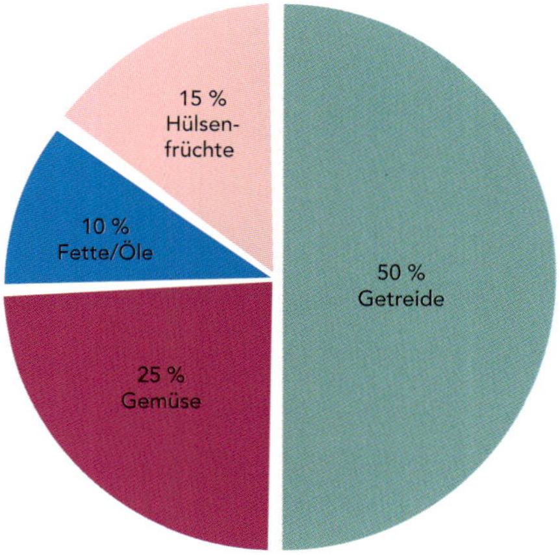

Ausgewogene Ernährung für Pitta-Typen

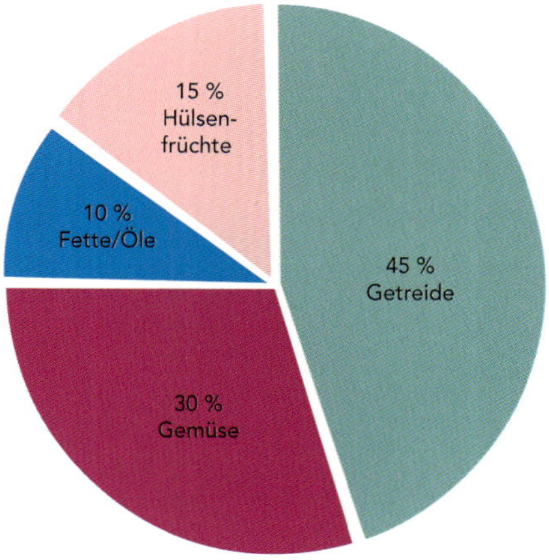

Ausgewogene Ernährung für Kapha-Typen

se, Blumenkohl, Brokkoli, Kohlrabi, Karotten, Kartoffeln und auch Spargel oder Süßkartoffeln.

Für Kapha-Typen wird der Teller folgendermaßen angepasst: Kapha-Konstitutionen benötigen einen größeren Gemüseanteil und einen geringeren Getreideanteil. An Getreide bietet sich vor allem Hirse, Buchweizen, Amaranth und Quinoa an. Kapha-Gemüsesorten sind unter anderem Auberginen, grünes Blattgemüse, Blumenkohl, Brokkoli, Paprika, Sellerie und Spargel. Wie der Kapha-Teller aussieht, zeigt das Diagramm unten auf dieser Seite.

Dank dieses Wissens wird es für dich einfacher, ein Essen für die gesamte Familie vorzubereiten. Du kannst ein oder zwei Gemüsesorten sowie ein oder zwei Getreidesorten kochen und die Teller anteilig vorbereiten. Jeder bekommt das, was sein Körper wirklich benötigt.

Die Qualität deiner Nahrung

Neben der Zusammensetzung der Nahrung ist natürlich auch ihre Qualität wichtig. Wenn ich früher an Qualität dachte, kamen mir nur bio und Frische in den Sinn. Ayurveda schaut aber noch auf eine ganz andere Seite der Qualität – nämlich wie die Lebensmittel in deinem Körper wirken, ob sie dich nähren oder unversorgt zurücklassen. Ob sie dir Energie schenken oder dich eher schläfrig machen. Diese Qualitäten nennen sich im Ayurveda »Gunas«. Die Gunas, auch Eigenschaften genannt, unterteilt man in Sattva, Rajas und Tamas. Lebensmittel von sattvischer Qualität beruhigen und klären Körper und Geist, sie wirken erfrischend und reinigend. Dies sind vor allem frische Lebensmittel wie Gemüse, Obst oder Getreide. Dass frische Lebensmittel für dich am besten sind, mag nicht wirklich überraschend sein. Eine aktuelle Umfrage von Personen, die nach 1980 geboren wurden, ergab jedoch, dass gerade einmal sieben Prozent ausschließlich mit frischen Lebensmitteln kochen.

Steht die Rajas-Eigenschaft im Vordergrund, entfalten sich erhitzende, anregende und stimulierende Eigenschaften. Sie können Körper und Geist in Ungleichgewicht bringen und ihn überreizen und Unruhe oder Gereiztheit verursachen. Pitta wird gesteigert. Meist sind dies bittere, saure, beißend scharfe, heiße und trockene Lebensmittel. Sie beschleunigen allerdings auch Stoffwechselprozesse, was für starke Kapha-Typen zeitweise sehr hilfreich sein kann. Diese Beschleunigung kannst du zum Beispiel beim Essen einer Kiwi bemerken. Ihre sauren Eigenschaften führen zu einer schnelleren Verdauung, sodass sie eine leicht abführende Wirkung haben. Nahrungsmittel mit einem hohen Tamas-Anteil wirken dämpfend, erdend und beruhigend auf Übererregungen des Nervensystems. Tamasige Nahrungsmittel können trocken, alt, abgestanden, faul, gärend, tot oder überreif sein. Außerdem zählen alle Lebensmittel, die stark verarbeitet sind, aber auch Konserven und Tiefgefrorenes zur Qualität »Tamas«. Der Ayurveda empfiehlt, sich größtenteils an sattvischen Nahrungsmitteln zu orientieren. Lebensmittel mit einem hohen Rajas-Anteil dürfen in die Mahlzeiten integriert werden und tamasige Produkte sollten vermieden werden. In der folgenden Übersicht findest du die Eigenschaften auf Nahrungsmittel bezogen.

Sattva:

- Vollkornprodukte wie Vollkornbrot und Vollkornnudeln, Vollreis, Hirse, Buchweizen, Dinkel, Grünkern und Gerste
- Hülsenfrüchte (diese müssen jedoch gut gekocht werden, um leicht verdaut werden zu können): Linsen, Bohnen, Erbsen und Sojaprodukte wie Tofu
- Gemüse, gekocht und roh (im rohen Gemüse ist am meisten Prana, Lebensenergie, vorhanden). Es ist empfehlenswert, verschiedene Gemüsesorten zu essen, um ein großes Spektrum an Nährstoffen zu bekommen.

- Obst, ebenfalls bevorzugt in roher Form, sowie Obstsäfte
- Hülsenfrüchte
- Rohe Nüsse
- Reine frisch gepresste Fruchtsäfte, die sofort nach der Zubereitung getrunken werden
- Saatgut
- Keimlinge
- Vollrohrzucker oder Kokosblütenzucker (in geringen Mengen)
- Honig (nicht erhitzt)
- Frische Kräutertees
- Mindestens zwei Liter reines Mineralwasser täglich

Rajas:
- Scharfe Nahrungsmittel wie Gewürze, starke Kräuter und Senf
- Stimulanzien wie Kaffee und schwarzer Tee
- Süßigkeiten, Salz
- Allgemein sehr intensiv – scharf, bitter, sauer oder salzig – schmeckende Nahrung
- Sehr heiße oder sehr kalte Speisen
- Scharfe Kräuter oder Gewürze wie Chili oder Cayennepfeffer
- Weißer, raffinierter Zucker
- Kefirprodukte
- Eiscreme
- Weißmehlprodukte wie Weißbrot, Brötchen
- Zu schnelles oder gehetztes Essen

Tamas:
- Fleisch, Fisch, Eier
- Alkohol, Tabak, viele Drogen und Medikamente
- Zwiebeln und Knoblauch
- Fermentierte Lebensmittel wie Essig
- Pilze
- Fermentierte oder vergorene Lebensmittel wie Essig (dazu gehört jedoch nicht milchsauer Vergorenes wie Sauerkraut)
- Faule, unreife, abgestandene, überreife Nahrungsmittel
- Gerichte, die »totgekocht« oder nochmals aufgewärmt wurden

- Konserven, Tiefkühlkost
- Wurstprodukte und Schinken
- Auch übermäßiges, unachtsames Essen gilt als tamasig.

Die Gunas sind ein guter Anhaltspunkt, wenn es darum geht, eine Ernährung in den Familienalltag zu integrieren, von der wirklich alle optimal profitieren. Du weißt ja schon, dass der Einfluss der Doshas innerhalb der Jahreszeiten unterschiedlich stark ist. Das könnte jetzt alles noch komplizierter machen, wenn die Natur nicht ein ziemlicher Fuchs wäre. Denn tatsächlich ist es so, dass wir das, was in einem Umkreis von circa 70 Kilometern um uns herum wächst, auch das ist, was wir aktuell am meisten benötigen.

Nehmen wir mal den Frühling. Frühlingszeit ist, wie du weißt, Kapha-Zeit. Das bedeutet, wir müssen Kapha möglichst reduzieren. Das schaffst du am einfachsten mit Nahrungsmitteln, die bitter, herb oder scharf sind. Die Natur bringt uns dafür im Frühjahr den Spargel auf den Teller. Spargel zählt zu den bitteren Lebensmitteln und regt zusätzlich die Nierenfunktion an. Er kann also die durch Kapha bedingten Wassereinlagerungen reduzieren. Ein weiteres Beispiel ist der Kürbis und das Wurzelgemüse im Herbst. Beides zählt zur süßen Geschmacksrichtung, die Vata reduziert. Wenn du dich größtenteils an eine saisonale und regionale Ernährung hältst, kannst du den Ayurveda sehr leicht und quasi intuitiv in deinen Alltag integrieren.

Die sechs Geschmacksrichtungen

Wenn du etwas isst, ist der Geschmack eines der ersten Dinge, die du wahrnimmst. Die unterschiedlichen Geschmacksrichtungen nimmst du über verschiedene Geschmackknospen der Zunge wahr. Laut Ayurveda ist dies die erste Wirkung, die Nahrung auf deinen Körper hat. Durch die verschiedenen Geschmacksrichtungen werden unterschiedliche Stoffwechselvorgänge in Gang gesetzt, sodass jeder Geschmack einen bestimmten Effekt im Körper und Geist auslöst. Wir unterscheiden sechs Geschmacksrichtungen: süß, sauer, salzig, scharf, bitter und herb. Fangen wir doch mit meinem Lieblingsgeschmack an. Der süße Geschmack begleitet mich schon, seit ich denken kann. Ich liebe alles, was süß ist, und darunter fällt viel Gesundes. Süße Früchte oder süße Gemüsesorten könnte ich den ganzen Tag essen. Aber vor allem Getreide hat oft einen süßen Geschmack. Das ist vielleicht ein Grund, warum ich von Porridge nicht genug bekommen kann. Was für eine Wirkung hat aber die süße Geschmacksrichtung auf den Körper? Süß wirkt anabol, nährend, beruhigend, schleimbildend, kühlend, schützend und entzündungshemmend. Es beruhigt Vata sowie Pitta und erhöht Kapha.

Der saure Geschmack regt den Appetit an und fördert die Sekretion von Verdauungsenzymen. Er wirkt Blähungen entgegen, wirkt aktivierend und belebend, vor allem bei Erschöpfungszuständen – getreu dem Motto »Sauer macht lustig«. Ein Übermaß an Saurem kann die Fettgewebsproduktion fördern und Ama erhöhen. Außerdem erhöht die saure Geschmacksrichtung Kapha und Pitta und reduziert Vata. Familienmitglieder mit einem stark feurigen Temperament sollten bei dieser Geschmacksrichtung also etwas Vorsicht walten lassen.

Der salzige Geschmack wirkt genau wie der saure Geschmack appetitfördernd und stimuliert den Speichelfluss. Auf der einen Seite wird Schleim durch Salz verflüssigt, auf der anderen Seite wird aber auch mehr Wasser im Körper gespeichert. Kapha und Pitta werden also durch den salzigen Geschmack erhöht, während Vata verringert wird. Außerdem wirken Salze beruhigend, reinigend und verdauungsfördernd.

Auch der scharfe Geschmack hat eine reinigende Wirkung. Diese wird noch durch die antibiotischen, antiseptischen und vermiziden Effekte verstärkt. Scharf regt den Stoffwechsel an, wirkt abführend und schweißtreibend. Kapha wird durch diese Effekte vermindert, wohingegen Pitta und Vata aktiviert werden. Typische scharfe Nahrungsmittel sind Ingwer, Pfeffer oder Meerrettich.

Die Geschmacksrichtungen »bitter« und »herb« finde ich persönlich immer etwas schwierig zu unterscheiden. Deshalb habe ich dir hierfür ein paar Beispiele mitgebracht. Der bittere Geschmack wirkt fiebersenkend, harntreibend (wie der Spargel im Frühjahr), entzündungshemmend und blutreinigend. Dadurch hat er oft auch einen positiven Effekt auf Hauterkrankungen und kann Allergien abmildern. Zum bitteren Geschmack zählen vor allem grüne Blattgemüse. Er vermindert Pitta sowie Kapha und kann Vata erhöhen. Herbe Lebensmittel erkennst du daran, dass sich bei der Nahrungsaufnahme etwas in deinem Mund zusammenzieht. Zu diesen Nahrungsmitteln gehören beispielsweise Rhabarber, Granatapfel, Salbei oder Holunderbeeren. Der herbe Geschmack wirkt austrocknend.

Geschmack	Dosha	Wirkung	Einsatz
süß	V–, P–, K+	nährend, besänftigend, schwer	Gewebeaufbau
sauer	V–, P+, K+	belebend, anregend	Appetitförderung, Verdauungsförderung, Befeuchtung
salzig	V–, P+, K+	befeuchtend, geschmacksverbessernd, krampflösend	Stoffwechselanregung (vor allem bei Steinsalz)
scharf	V+, P+, K–	erhitzend, anregend	Schleimlösung, Gewebeabbau
bitter	V+, P–, K–	reinigend, austrocknend	Entgiftung, unterstützt Magen und Leber
herb	V+, P–, K–	kühlend, austrocknend, zusammenziehend	Entgiftung

Die sechs Geschmacksrichtungen und ihre Wirkung

Deshalb kann er bei Durchfall oder Schleim- und Wasseransammlungen im Körper helfen. Herbe Heilkräuter unterstützen die Wundheilung, hierbei macht man sich vor allem die reinigende, zusammenziehende und entzündungshemmende Wirkung bei feuchten Wunden zunutze. Auch der herbe Geschmack reduziert Kapha sowie Pitta und erhöht Vata. Eine Mahlzeit gilt im Ayurveda als ausgewogen, wenn sie alle sechs Geschmacksrichtungen enthält.

Die richtige Einstellung

Nun haben wir uns schon fünf der Pfeiler der ayurvedischen Ernährung angeschaut – jetzt folgt der sechste und letzte. Danach bist du gut gerüstet, denn so oder so ähnlich kannst du jeden Tag mit dir oder deiner Familie sprechen. Was bei vielen Dingen den Ausschlag gibt, ist die richtige Einstellung. Wenn wir uns stressen, beim Kochen, bei der Zubereitung, beim Essen, dann überträgt sich das nicht nur auf unseren Körper, sondern auch auf unsere Nahrungsaufnahme. Der Stress, den wir uns schon bei der Zubereitung machen, beeinflusst unseren Körper. Nicht nur wir spüren das, sondern auch alle anderen, die unser

Essen eigentlich genießen wollen. Ich weiß, im Familienalltag ist es manchmal leichter gesagt als getan, aber versuche trotzdem, dir Zeit zum Kochen zu nehmen. Mache das Kochen und Essen wieder zu einer familiären Priorität. Denn die Nahrung, die wir aufnehmen, ist im Endeffekt dafür verantwortlich, wie wir uns fühlen, wie viel Energie wir den über Tag besitzen und wie gut unser Körper vor Krankheit gewappnet ist.

44 Prozent aller Mahlzeiten werden heutzutage allein eingenommen. Das finde ich persönlich sehr schade. Für mich ist Essen immer ein Zusammenkommen mit anderen. Ich habe es immer geliebt, wenn wir mit der ganzen Familie am Tisch gesessen haben und jede Mahlzeit als etwas Besonderes wertgeschätzt wurde. Denn das ist sie ja auch: Jede Mahlzeit ist von großem Wert. Wir haben das Privileg, unser Essen selbst einkaufen, selbst auswählen, selbst zubereiten und mit den verschiedensten Menschen gemeinsam genießen zu dürfen. Wir besitzen das Privileg, in Ruhe essen zu können. Und vor allem sind wir in der glücklichen Lage, überhaupt jeden Tag mehr als genug Nahrung auf den Tisch stellen zu können. Darum sollten wir uns alle diese Privilegien nicht durch unsere eigene Einstellung zu gesunder Ernährung und Kochen verwehren. 36 Prozent aller Mahlzeiten werden nicht mehr am Esstisch eingenommen, bei 38 Prozent wird nebenbei noch etwas anderes gemacht. Versuche, gemeinsame Mahlzeiten als etwas Wertschätzendes dir und deiner Familie gegenüber zu betrachten. Denn wenn du dich nicht auf dein Essen konzentrierst, dann wird dein Körper das auch nicht machen. Deine Verdauungskraft leidet darunter, Ama kann bei jeder Mahlzeit entstehen und Krankheiten werden sich ihren Weg bahnen.

Ayurvedische Ernährung – die Basics

Zusammenfassend möchte ich dir hier einen Überblick darüber geben, welche grundlegenden Aspekte bei der ayurvedischen Ernährung wichtig sind.

- **Bevorzuge warme Speisen:** Durch warme Mahlzeiten wird deine Verdauung entlastet und du kannst alle Nährstoffe leichter aufnehmen. Dein Körper hat mehr Energie für andere Stoffwechselvorgänge übrig.
- **Vermeide kalte Getränke:** Auch kalte Getränke können deinen Körper belasten, weil er sehr viel Energie aufwenden muss, um die Körperkerntemperatur wiederherzustellen.
- **Kombiniere alle Geschmacksrichtungen:** Jeder Geschmack hat seinen Nutzen im Körper, du weißt jetzt, wann es sinnvoll ist, den einen oder anderen Geschmack wegzulassen. Versuche, im Gleichgewicht zu bleiben, und denke gleichzeitig daran, in jedem Gericht möglichst viele Geschmacksrichtungen abzudecken.
- **Frisch, regional, saisonal:** Mach es dir selbst einfach und koche möglichst das, was die Natur dir zu jeder Jahreszeit anbietet. Vielleicht hast du ja sogar einen Bauern in deiner Nähe, den du gerne unterstützen möchtest. Frische Lebensmittel sind immer besser als verarbeitete Produkte.
- **Regelmäßigkeit und Portionsgröße:** Versuche, in die Mahlzeiten deiner Familie eine Regelmäßigkeit zu bekommen, und verwende die oben genannten Tipps und Tricks zur Anpassung der Portionsgröße.
- **Keep calm and relax:** Nimm dir Zeit zum Essen, schalte den Kopf aus und am besten auch das Smartphone. Wir sind hier auf dieser Welt, um zu genießen!

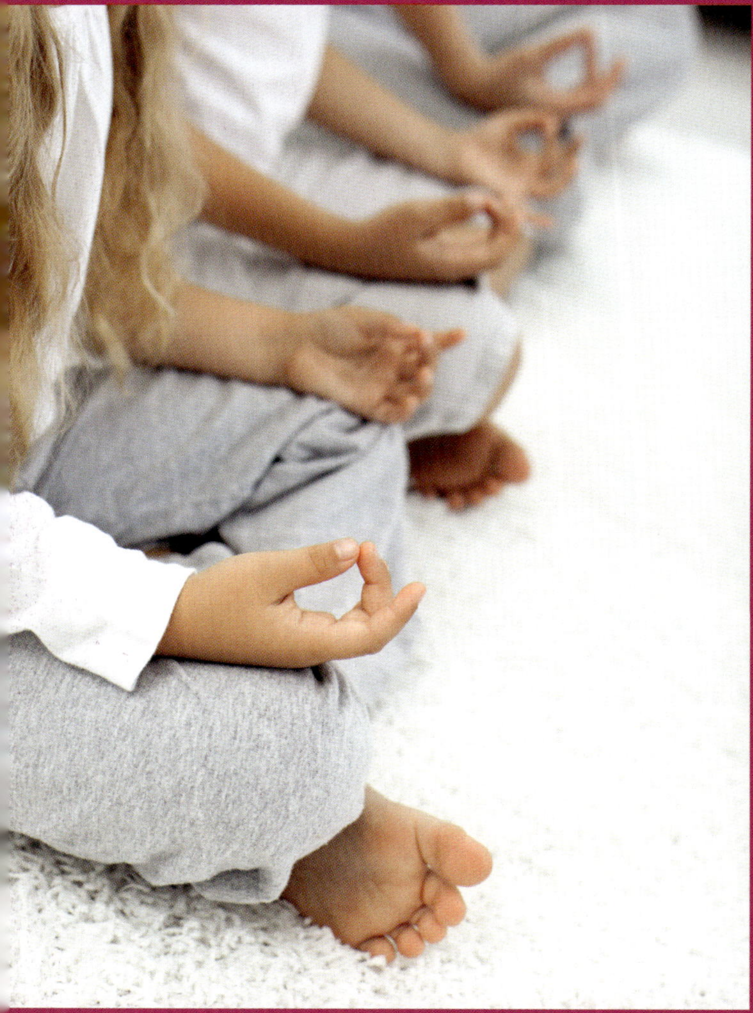
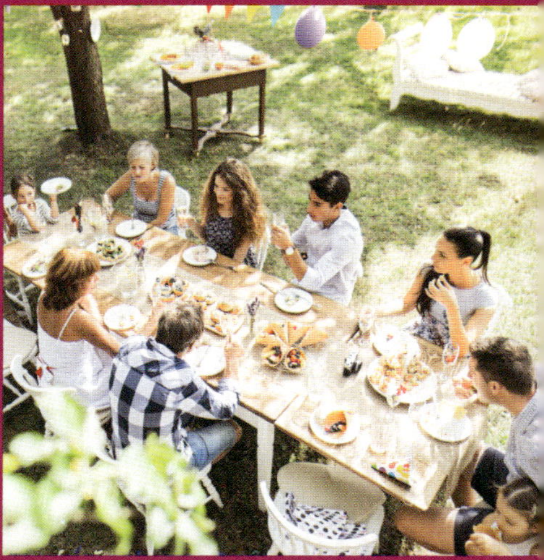
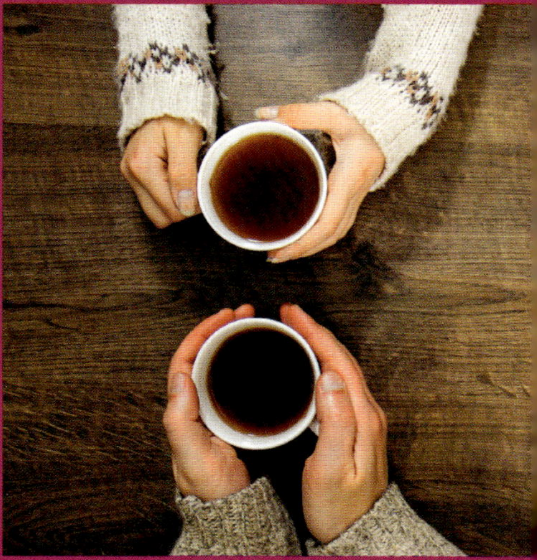

2

Ayurveda in der Familie

Jetzt hast du schon einiges über die theoretischen Grundlagen gelernt. Du weißt über die Basics der gesunden Ernährung im Ayurveda Bescheid und welche Unterschiede sich für die einzelnen Konstitutionstypen ergeben. Genauso wie jede Jahreszeit dem Einfluss eines Doshas unterliegt, hat auch jeder Abschnitt unseres Lebens ein Dosha, welches in dieser Zeit dominiert. In diesem Kapitel gehst du den Funktionstypen innerhalb deiner Familie auf den Grund und lernst, die Unterschiede der verschiedenen Generationen für ein gesundes Miteinander zu nutzen.

Die Konstitutionen in deiner Familie

Wir alle sind individuell, das trifft auch auf deine Kinder, deinen Mann/deine Frau und deine Eltern oder Geschwister zu. Es gibt Körpermerkmale, die du durch genetische Anlagen geerbt hast. Vielleicht bist du eher klein, weil deine Eltern auch nicht wirklich groß gewachsen sind. Oder dein Körper neigt zu einem eher schlechteren Stoffwechsel, wie es auch bei deinen Geschwistern der Fall ist. Alles, was schon von klein auf besteht, alles, was an deinem Körper unveränderlich ist, ist das, was dich ausmacht. Dieses volle Potenzial, das du erreichst, wenn du vollkommen im Gleichgewicht bist, nennt sich Prakriti. Du kannst dies bei dir oder bei anderen erkennen, wenn du dich auf die unveränderlichen Merkmale konzentrierst.

Die Aspekte deines Körpers oder deines Verhaltens, die durch Erziehung oder auch Ernährungs- und Lebensstilgewohnheiten beeinflusst werden, bilden darum nicht die beste Grundlage, um deine Prakriti herauszufinden. Diese veränderlichen Anteile deines Körpers können aber ein guter Hinweis auf eine Disbalance sein, die als Vikriti bezeichnet wird.

Prakriti ist also dein ideales Gleichgewicht, in dem du in voller Gesundheit, Vitalität und Zufriedenheit leben kannst, wohingegen deine Vikriti einen Zustand beschreibt, der dich belastet und zu Krankheit führen kann. Veränderlich ist natürlich auch deine Verdauung, dein Appetit oder dein Schlaf. Dennoch geben diese Aspekte Hinweise auf deine Prakriti. Wenn du seit jeher einen unregelmäßigen Appetit hast, unter einer unregelmäßigen Verdauung leidest oder noch nie wirklich durchschlafen konntest, können das einerseits Hinweise darauf sein, dass du ein extrem starker Vata-Typ bist oder dass der Vata-Anteil in deinem Körper schon seit Längerem aus dem Gleichgewicht ist. Deshalb ist der folgende Test in zwei Teile geteilt. Der eine Teil wird auf unveränderliche Anteile eingehen, der andere wird sich auf veränderliche Anteile beziehen. Die Gewichtung liegt bei zwei zu eins, sodass dem unveränderlichen Anteil eine größere Gewichtung zugemessen wird als dem veränderlichen. Ich weiß, dass eine Selbsteinschätzung problematisch sein kann. Tests geben jedoch einen guten Hinweis auf die Konstitution (wenn du ganz sichergehen möchtest, kannst du über meine Website einen Termin mit mir vereinbaren).

Entdecke deine Konstitution – Teil 1

	VATA	PITTA	KAPHA
Körperbau	dünn, schmal, feingliedrig, hervorstechende Sehnen, Gefäße und Knochen	mittlerer Körperbau, sportlich	stark, stämmig, gut ausgebildet, kein Durchscheinen von Sehnen, Gefäßen oder Knochen
Körpergröße	sehr groß und schlaksig oder sehr klein	mittelgroß	groß
Körperformen	länglich	oval, kantig	rund
Haut	dünn	mittel	dick
Gelenke	schmal	mittel	groß und stabil
Gesicht	markante Wangenknochen, länglich, asymmetrisch	rötliche Wangen, markante Gesichtszüge	symmetrisch, große, breite Formen
Augen	kleine Augen, nicht vollständig geöffnet, schnelle Bewegungen, dunkelbraun, ausgedünnte Wimpern, schmale Augenbrauen	leuchtend, grün oder blau, mittelgroß, mandelförmig, durchdringender Blick	große Augen, helleres Braun, dicke Wimpern, ruhiger Blick
Nase	schief, klein oder groß, länglich	gerade Nase, vorne etwas spitz	breite gerade Nase
Lippen	schmal	mittel	groß und füllig

	VATA	PITTA	KAPHA
Zähne	schmal, länglich, schief	mittelgroß, quadratisch, etwas gelblich	groß und weiß, gerade
Kinn	schmal und eckig	spitz	rund
Haarstruktur	lockig, kraus, schwer zu bändigen, unregelmäßiger Haaransatz	glatt und mitteldick, Geheimratsecken und früh ergrauend	dickes Haar mit Naturwelle, gleichmäßiger Haaransatz
Haarfarbe	dunkel	hell, rötlich	hellbraun
Hals	langer, dünner Hals	mittelgroßer Hals mit muskulösem Nacken	breiter Hals
Brust	flache Brust, eventuell eingefallen	mittelgroß und muskulös	breit und üppig
Hüfte	schlanke Hüfte, Knochen sichtbar	mittelbreit	breit und kräftig
Hände	schmal, längliche Finger, Gefäße, Knochen, Sehnen sichtbar, längliches Nagelbett	mittelgroße Hand, quadratisches Nagelbett	große Hände, keine Knochen, Gefäße oder Sehnen sichtbar

Entdecke deine Konstitution – Teil 2

	VATA	PITTA	KAPHA
Gewicht	dünn, schnelles Abnehmen, langsames Zunehmen	mittleres Gewicht, schnelles Zunehmen, schnelles Abnehmen	Neigung zu Übergewicht, schnelles Zunehmen, langsames Abnehmen
Hautbeschaffenheit	trocken, blass, rissig, rau	warm, feucht, rosig, Sommersprossen, Muttermale, Neigung zu Pickeln	fest, glatt, feucht, kalt
Haarbeschaffenheit	trocken, spröde, dünn	fettig, Haarausfall	kräftig
Lippenzustand	trocken, rissig	rot	glatt, ölig
Schweiß	geringe Schweißproduktion	starke Schweißproduktion	geringe Schweißproduktion, kaltschweißig
Appetit	unregelmäßig	sehr groß	mittel, aber stetig
Verdauung	unregelmäßig, Neigung zu Verstopfung	schnell und gut, Neigung zu Durchfall	langsam und träge, voluminös, schleimig
Schlaf	wenig, unterbrochen, Zähneknirschen	meist gut, teils Einschlafprobleme, Neigung zu spätem Zubettgehen, 7 bis 8 Stunden	guter, langer und tiefer Schlaf

	VATA	PITTA	KAPHA
Sprechweise	schnell und unstrukturiert	klar und strukturiert, gute Argumentationsführung	moderat und langsam
Körperkraft	schwach	gute Körperkraft	gute Ausdauer
Immunsystem	schwach	mittel	stark
Temperaturempfinden	friert sehr schnell	friert fast nie, verträgt Hitze nicht so gut	friert schnell
Gedächtnis	gutes Kurzzeitgedächtnis, Langzeitgedächtnis weniger gut	Kurzzeit- und Langzeitgedächtnis gut	Kurzzeitgedächtnis weniger gut, Langzeitgedächtnis sehr gut
Emotionen	Angst, Nervosität, wechselnd	Wut, Aggressionen, leidenschaftlich, aufbrausend	Geduld, Toleranz, glücklich, zufrieden

AUSWERTUNG

Zähle die Antworten, die du im ersten Teil bei Vata angekreuzt hast, multipliziere sie mit zwei. Zähle dann die Antworten, die du im zweiten Teil bei Vata angekreuzt hast, und addiere sie zu den Punkten aus dem ersten Teil. Trage sie hier ein:

Zähle die Antworten, die du im ersten Teil bei Pitta angekreuzt hast, multipliziere sie mit zwei. Zähle dann die Antworten, die du im zweiten Teil bei Pitta angekreuzt hast, und addiere sie zu den Punkten aus dem ersten Teil. Trage sie hier ein:

Zähle die Antworten, die du im ersten Teil bei Kapha angekreuzt hast, multipliziere sie mit zwei. Zähle dann die Antworten, die du im zweiten Teil bei Kapha angekreuzt hast, und addiere sie zu den Punkten aus dem ersten Teil. Trage sie hier ein:

Das Dosha, bei dem du die meisten Punkte hast, ist mit großer Wahrscheinlichkeit deine Konstitution. Denke bei der Auswertung des Testes immer daran, dass du grundsätzlich immer alle drei Prinzipien in Körper und Geist vereinst. Es können ein oder zwei Doshas dominieren und so deiner Grundkonstitution entsprechen. Ganz selten kommt die Konstitution Tridosha vor, dass also alle drei Doshas im Gleichgewicht vorhanden sind.

DIE KONSTITUTIONEN IN DEINER FAMILIE

Der Fragebogen hilft dir dabei, die Konstitutionen aller Familienmitglieder einzuordnen und so Eigenschaften, Verhaltensweisen und Bedürfnisse besser einzuordnen. Hast du zum Beispiel einen Pitta-Typen in der Familie, kann seine aufbrausende Art leicht zu Konflikten führen. Andererseits ist er sehr zielstrebig, was dafür genutzt werden kann, Dinge innerhalb der Familie (wie einen gemeinsamen Urlaub) zu planen.

Welche Konstitutionen sind in meiner Familie vertreten?

Welche Vor- und Nachteile ergeben sich aus den verschiedenen Konstitutionen?

Wie kannst du diese Vor- und Nachteile für dich nutzen?

Viele Konstitutionen unter einem Dach

Durch den Test ist dir sicherlich aufgefallen, welche Kombinationen aus verschiedenen Konstitutionstypen in deiner Familie vorherrschen. Vor allem Vata- und Kapha-Konstitutionen sind sehr gegensätzlich und benötigen verschiedene Dinge. Dank der Geduld und Ruhe der Kapha-Typen gibt es aber meist keine Konflikte. Konfliktpotenzial bergen eher Pitta-Typen, wenn ihr Feuer mit ihnen durchbrennt. Wichtig ist, jeden Menschen, so jung oder alt er auch sein mag, als eigenständiges Individuum mit einzigartigen Bedürfnissen, Wünschen und Ansichten zu akzeptieren und wertzuschätzen.

Vor allem wenn man unter einem Dach wohnt, bleiben Konflikte nicht aus. Wie gehst du in deiner Familie mit Konflikten um? Bist du ein sehr harmoniebedürftiger Mensch? Es kann sein, dass du in dieser Hinsicht von deiner Familie einiges mit auf den Weg bekommen hast, einen besonderen Umgang mit Konflikten vielleicht. Für viele Menschen sind Konflikte negativ behaftet. Sie werden mit Streit oder Stress gleichgesetzt. Dabei bedeutet Konflikt nicht immer Gefahr. Konflikte entstehen zum Beispiel daraus, dass Emotionen überkochen oder nicht richtig kommuniziert werden. Manchmal kann auch ein fehlendes Verständnis für die Bedürfnisse anderer oder das Unterdrücken eigener Bedürfnisse ein Ausgangspunkt von Konflikten sein. Was auch immer es ist, wir beleuchten es auf den nächsten Seiten etwas genauer.

Konflikte vermeiden – Konstitutionen verstehen

Ein Weg, Konflikte zu vermeiden, ist, die anderen in ihren Bedürfnissen und Wünschen zu verstehen. Ich möchte allerdings ganz klar davon abraten, Konflikten aus dem Weg zu gehen. Konflikte sind nichts Bedrohliches, sondern wichtig fürs Zusammenleben. Die Voraussetzung für ein harmonisches und gesundes Miteinander ist, dass jedes einzelne Familienmitglied seine Bedürfnisse frei äußern darf, um gegebenenfalls einen Kompromiss zu finden. Das gilt auch für dich!

Du liest gerade dieses Buch. Liest du es aus der Intention heraus, dir etwas Gutes zu tun? Oder möchtest du deiner Familie etwas Gutes tun? Du darfst bei aller Liebe für die Familie dich selbst nicht aus dem Blick verlieren. Du musst deine Bedürfnisse und Wünsche genauso wertschätzen wie die der anderen.

Das hat nichts mit Egoismus zu tun, sondern es geht vielmehr darum, dass du nur geben kannst, wenn du dir auch ab und zu Zeit für dich selbst nimmst. Die gute alte »Me-Time« ist genauso wichtig für ein gutes Zusammenleben wie das Akzeptieren der Wünsche anderer Familienmitglieder. Dabei ist offene Kommunikation das A und O. Warte nicht, bis du so gestresst bist, dass die Wut aus dir herausbricht, sondern lerne, deine Wünsche offen zu kommunizieren. Dabei können beispielsweise wöchentliche Familienabende helfen, bei denen man gemeinsam Zeit verbringt und Raum schafft, um über Probleme, Wünsche oder auch Ängste zu sprechen. Wie wäre es mit einer Dankbarkeitsrunde, bei der ihr euch im Familienkreis abends zusammensetzt und jeder berichtet, wofür er diese Woche dankbar ist? Deiner Fantasie sind keine Grenzen gesetzt. Nimm auch hierfür deine Familie mit ins Boot und beginne mit der offenen Kommunikation.

Wie aber entstehen Konflikte eigentlich?

Jeder Konflikt beginnt mit einer Spannung. Die verschiedenen Parteien haben unterschiedliche Meinungen, Wünsche oder Bedürfnisse. Diese Spannung wird vielleicht vorerst nicht wahrgenommen und mündet dann in unermüdlichen Diskussionen und Verhärtungen der gegenseitigen Standpunkte, gepaart mit Unverständnis und Intoleranz gegenüber der anderen Seite. Im schlimmsten Fall kommt es irgendwann zu einem Kommunikationsverlust. Wir beenden die Diskussion, egal ob geklärt oder nicht, und suchen uns Zuspruch von außen, um eine Bestätigung unseres Standpunkts zu erlangen.

Finden Konflikte auf einer sachlichen Ebene statt, gelingt es oft, innerhalb der Diskussion eine Lösung oder einen Kompromiss zu finden. Auch wenn dieser vielleicht einfach darin besteht, dass man anderer Meinung ist. Oft finden Konflikte allerdings nicht auf der Sach-, sondern auf der Beziehungsebene statt. Ist diese Ebene stabil, findet man auch hier oft eine Lösung, und die Diskussion endet friedlich. Ist diese Ebene allerdings emotional beeinträchtigt, kann eine Lösungsfindung schwieriger sein. Wichtig ist letztendlich, die Beziehungsebene innerhalb einer Diskussion nicht zu belasten und vermehrt auf einer sachlichen Ebene zu kommunizieren.

Ärger unter Geschwistern

Wie schon gesagt: Konflikte lassen sich nicht vermeiden, und vor allem unter Geschwistern können sie häufiger auftreten, als es einem vielleicht lieb ist. Auch hierbei ist es äußerst wichtig, Konflikte nicht zu unterdrücken. Streitpotenziale müssen offen angesprochen werden. Als Elternteil ist es oft nicht leicht, ein objektives Einschreiten zu gewährleisten. Die Jüngste wird vielleicht in Schutz genommen, der ewige Wirbelwind immer als Übeltäter abgetan. Einfach ist auf jeden Fall anders. Wie kann man aber auch in diesen Fällen Offenheit und den lösungsorientierten Umgang mit Konflikten verbessern? Es hört sich vielleicht simpel an, aber zunächst sollte ein neutraler Raum geschaffen werden, in dem jeder seine Meinung und seinen Ärger äußern darf, ohne Angst haben zu müssen, auf Unverständnis oder sogar Bestrafung zu stoßen. Nehmt euch außerdem Zeit für Konfliktlösungen. Zwischen Tür und Angel wird das nicht funktionieren. Um die Beziehung zwischen den Geschwistern nicht zu belasten, ist während der Konfliktlösung auf eine möglichst sachliche Ebene zu achten. Das schafft man mit ganz einfachen Tricks:

1. **Gemüter abkühlen lassen:** Sind beide Streithähne gerade auf 180, ist die Beziehungsebene auf jeden Fall beeinträchtigt. Eine sachliche Sichtweise ist dann absolut nicht möglich. Konflikte sollten dennoch nicht komplett übergangen werden, damit sie nicht bei anderen Situationen wieder aufgewärmt werden (siehe Punkt 3). Lasst die Gemüter zunächst abkühlen und vereinbart einen anderen Tag, um den Konflikt zu lösen.
2. **Zuhören:** Die Konfliktpersonen müssen lernen, sich gegenseitig zuzuhören. Am besten funktioniert das, wenn man klare Regeln festlegt, wann wer sprechen darf.
3. **Beim Thema bleiben und keine Nebenschauplätze eröffnen:** Es ist eine einfache Abwehrstrategie, dem Gegenüber bereits vergangene Konflikte an den Kopf zu werfen. Leider bringt das aber keinen weiter. Darum sollten sich alle auf das aktuelle Thema konzentrieren.
4. **Sachlich bleiben:** Jeder sollte Raum bekommen, seinen Standpunkt sachlich zu erklären. Dabei geht es nicht darum, auf einem Problem herumzuhacken, sondern loszuwerden, was einen bedrückt und was aus der individuellen Sicht zum Konflikt geführt hat. Im zweiten Schritt ist ein lösungsorientiertes Gespräch einem problemorientierten Gespräch vorzuziehen.
5. **Anerkennung und Wertschätzung:** Es ist wichtig, den anderen in seinen Problemen und Ängsten wertzuschätzen, auch wenn man vielleicht nicht hundertprozentig der gleichen Meinung ist. Wir sind nun einmal alle unterschiedlich, und das macht unsere Welt so schön bunt.

6. **Gemeinsamkeiten finden:** Auch wenn es im ersten Moment nicht danach aussieht, hat man meist mehr Gemeinsamkeiten, als man denkt. Wenn man diese herausfindet, stärkt das die Beziehungsebene.
7. **Wünsche konkret formulieren:** Es bringt nichts, sich in Vorwürfen und Anschuldigungen zu verlieren. Wichtiger ist, dass jeder seine Wünsche klar und deutlich ausspricht. Hierbei sollte man darauf achten, Verneinungen wegzulassen. Also nicht: »Ich möchte nicht, dass du ohne anzuklopfen in mein Zimmer kommst«, sondern: »Ich wünsche mir, dass du anklopfst, bevor du in mein Zimmer kommst.« Auch Vergleiche bringen keinen weiter. Formulierungen wie »Ich möchte, dass du deine Klamotten so wegräumst wie deine Schwester« sollten besser vermieden werden und ersetzt werden durch Sätze wie beispielsweise: »Ich wünsche mir, dass du deine Wäsche ordentlich in den Schrank räumst.«
8. **Dankbarkeit und Vergebung:** Beide Aspekte gehen Hand in Hand. An eine erfolgreiche Diskussion kann man eine kleine Dankbarkeits- beziehungsweise Vergebungsrunde anschließen: »Ich bin dir dafür dankbar, dass du meine Wünsche annimmst und mich so respektierst.« Oder einfach: »Ich bin dir dankbar, dass du mir vergibst.«

Am Anfang mag sich diese Art der Kommunikation etwas komisch anfühlen. Je früher man jedoch damit anfängt, desto selbstverständlicher ist es für jedes Familienmitglied. Diese Tipps kannst du natürlich auch bei allen anderen Konflikten einsetzen.

Eltern motivieren Kinder

Manchmal steht aber kein Konflikt im Raum, sondern es geht nur darum, dass man etwas besser weiß oder zumindest denkt, man wüsste es besser. Ich glaube, gerade beim Thema Ernährung kann dies eine Rolle spielen und innerhalb der Familie problematisch werden. In meiner Schulzeit habe ich zum Beispiel sehr gern Dinge gegessen, die offensichtlich nicht gesund waren: eine Tüte Süßigkeiten hier, ein Nuss-Nougat-Brot da und obendrauf noch ein Stückchen Schokolade. Ganz ehrlich? Ich bin meiner Mutter richtig dankbar, dass sie mir einerseits vorgelebt hat, was gesunde Ernährung bedeutet, und mich aber andererseits hat machen lassen. Wenn ich Süßigkeiten essen wollte, hat sie nie mit erhobenem Zeigefinger darauf reagiert, und doch war mir klar, dass diese kein Grundnahrungsmittel sein sollten. Es kann schwer sein, Kinder (vor allem im jugendlichen Alter) zu gesunder Ernährung zu motivieren. Denn auch in diesem Punkt hat jeder seinen eigenen Kopf. Aber es gibt Möglichkeiten, die Kinder zu motivieren:

1. **Gemeinsam planen, gemeinsam kochen:** Durch das gemeinsame Planen von Mahlzeiten können Wünsche integriert werden. Kinder lernen so, dass die Planung von Gerichten sinnvoll ist, dass sie sich dadurch in den Familienalltag einbringen können und dass ihre Wünsche etwas bewirken können. Neben dem Planen kann auch die Beschaffung der Lebensmittel auf die Kinder übertragen werden, natürlich abgestimmt auf das Lebensalter. Viele Kinder möchten zum Familienleben beitragen. Durch das gemeinsame Planen, beispielsweise der Hauptmahlzeiten, wird dem Essen eine höhere Priorität zugeschrieben, ohne dass eine Missionierung stattfindet. Zusätzlich kannst du die Motivation deiner Kinder auch durch gemeinsames Kochen erhöhen. Auch hier kommt der Erfahrung von Selbstwirksamkeit eine große Bedeutung zu.
2. **Allein kochen lassen:** Bei älteren Kindern kann auch das selbstständige Zubereiten von Nahrung einen gesunden Umgang mit Essen bestärken. Wie wäre es zum Beispiel, wenn an einem festen Tag in der Woche eines der Kinder eine Mahlzeit zubereitet?
3. **Freunde integrieren:** Ein Essen innerhalb der Familie ist super, aber auch der Einfluss von Freunden sollte nicht unterschätzt werden. Wenn man Kinder im Jugendalter hat, können diese beispielsweise ihre Freunde einmal pro Monat einladen und das Essen selbst zubereiten. Der Fokus liegt dann auf möglichst frischen Zutaten und unverarbeiteten Produkten.
4. **Vorleben statt vorbeten:** Das ist einer der wichtigsten Punkte, wenn es darum geht, andere von seinen eigenen Vorstellungen zu überzeugen. Du kennst das sicher von dir selbst, wenn dir jemand 30 000 Mal am Tag erzählt, wie großartig doch dieses neue Sportprogramm ist und wie viel er selbst schon damit erreicht hat – dann wird innerlich deine innere Sperre gegen dieses Programm immer größer. Ich habe in den letzten Jahren gelernt, dass Vorbeten keinen Sinn hat. Ich kann noch so oft die Vorteile einer gesunden Ernährung aufzählen, es wird keinen Effekt haben. Denn der erste Schritt zu einer Veränderung muss von deinem Gegenüber selbst kommen. Du kannst ihm mit Ratschlägen zur Seite stehen und ein gutes Vorbild sein, aber jeden Tag die gleichen Dinge zu erzählen, löst in anderen Menschen eher eine

Abneigung aus. Versuche, dein Bestes zu geben, und du wirst sehen: Am Ende bleibt sehr viel mehr hängen, als du vorher dachtest.

Kinder motivieren Eltern

Manchmal geschieht es aber auch andersherum. Als ich anfing, mich mehr mit Gesundheit und dem Benefit unserer Nahrung zu beschäftigen, war es zunächst nicht einfach, die Erwachsenen in meinem Umkreis davon zu überzeugen. Sich neuen wissenschaftlichen Erkenntnissen zu öffnen und alte Gewohnheiten hinter sich zu lassen, ist nicht einfach und wird oft erst einmal abgelehnt. Auch Kindern fällt es darum schwer, die Eltern zu motivieren – und dies gilt für jedes Alter, schließlich bleiben wir alle Kinder. Einige der obigen Motivationstools lassen sich auch hier übertragen. Besonders das Thema »Vorleben statt vorbeten« wird dir im Umgang mit deinen Eltern oder Großeltern helfen. Und nicht nur dort: Auch im Umgang mit anderen Menschen ist dieses Tool sehr hilfreich. Wer möchte schon immer wieder zurechtgewiesen und ständig mit seinen Fehlern konfrontiert werden? Auch gemeinsam zu kochen und gemeinsam zu essen hat eine gute Vorbildwirkung. Ich treffe bei meinen Hausbesuchen oft auf ältere Menschen, die einfach keine Lust haben, allein zu essen. Auf diese Weise entwickelt sich auf lange Sicht eine Mangelernährung, denn durch die fehlenden Mahlzeiten werden dem Körper nicht genügend Nährstoffe hinzugefügt. Wenn wir gemeinsam mit unseren Eltern oder Großeltern essen oder kochen, können wir ihnen zeigen, wie sie sich besser ernähren, und so ihre Ernährung beeinflussen.

Ein weiteres Argument, das ich häufig im Zusammenhang mit einer gesunden Ernährung zu hören bekomme, ist: »Aber ein bisschen leben muss ich ja schon noch.« Natürlich geht es im Ayurveda und überhaupt bei gesunder Ernährung nicht darum, sich etwas zu verwehren und ein Leben zu leben, in dem man sich nichts gönnt. Nur leider sieht es in unserem Alltag ja oft ganz anders aus. Wir leben so privilegiert, dass wir uns täglich etwas gönnen können. Und das machen wir auch. Wenn wir einmal genau auf unsere Ernährungsgewohnheiten schauen, dann sind wir weit davon entfernt, durch gesunde Ernährung Einschränkungen in unserer Lebensqualität zu erfahren. Aber auch das ist natürlich kein ausreichendes Motivationsargument. Hier also noch zwei weitere Motivationstools, um auch deine Eltern mit ins Boot zu holen:

1. **Zum Essen einladen:** Wenn ich eines gelernt habe, dann, dass alle Familienmitglieder sofort nach dem Rezept verlangen, wenn die Mahlzeit wirklich lecker zubereitet wurde. Warum nicht also ein Familientreffen mit gesunder Ernährung verbinden? Lade deine Familie ein und bereite dein ayurvedisches Lieblingsgericht zu. Dies hat wieder etwas mit Vorleben zu tun: Du versuchst durch das Essen, das du zubereitest, deinen Familienmitgliedern gesunde Ernährung zu vereinfachen. Wenn es ihnen gefällt, dann werden sie es vielleicht nachmachen. Wenn nicht, dann hast du die Chance, bei weiteren Treffen zu punkten. Beachte aber Folgendes: Egal, ob deiner Familie die gesunde Ernährung zusagt oder nicht, du bist nicht für das Glück anderer verantwortlich! Klar, du kannst dein Bestes geben, gute Mahlzeiten vorbereiten und mit gutem Beispiel vorangehen, aber im Endeffekt ist jeder selbst seines Glückes Schmied. Du wirst niemandem helfen können, der nicht gerettet werden möchte. Und das ist auch vollkommen okay. Lerne, dich davon abzugrenzen und deinen eigenen Weg zu gehen.
2. **Zeit zusammen verbringen:** Wann hast du das letzte Mal mehr als ein paar Stunden mit deiner erweiterten Familie verbracht? Vielleicht ein paar Tage oder ein verlängertes Wochenende? Bei manchen Menschen haben sich über Jahre hinweg Glaubenssätze und Ansichten verankert, die sie vor Veränderung zurückschrecken lassen. Oft ist es einfacher, in der Gewohnheit zu verharren, statt gegen den inneren Schweinehund anzukämpfen. Wenn wir aber keine Zeit miteinander verbringen, wenn wir einander nicht zuhören, dann kann es schwierig werden, eine gesunde Lebensweise auch im Leben der Eltern zu etablieren. Lerne, sie und ihre Vorbehalte zu verstehen. Nur dann kannst du sie auch in einem Wandel von Ernährungsgewohnheiten oder Lebensstil unterstützen. Durch die gemeinsam verbrachte Zeit kann sich gegenseitiges Interesse und Verständnis aufbauen, was unbewusst zu einer Lebensstiländerung beitragen kann.

Experteninterview mit Regula Flisch: Konflikte lösen

Regula Flisch ist Gründerin, Geschäftsführerin und sozialpädagogische Familienbegleiterin der Firma Inspira GmbH, die sich auf die Begleitung und Unterstützung von Familien und das Coaching von Kindern wie Jugendlichen spezialisiert hat. Außerdem ist sie Ayurveda-Expertin mit Schwerpunkt auf den Themen Kindesentwicklung und Familie. Ich habe sie gebeten, ihre Erfahrungen in kurzen Interviews mit mir zu teilen. So bekommst du noch mehr wertvolle Tipps aus erster Hand. Ich lasse diese Experteninterviews immer wieder für dich einfließen. Viel Spaß dabei!

WELCHE KONFLIKTE HAST DU IN DEINER FAMILIE ERLEBT? WIE HAST DU SIE LÖSEN KÖNNEN?

Erst einmal ist mir wichtig festzuhalten, dass Konflikte ein ganz normaler und vor allem ein sehr wichtiger Bestandteil in einer Familie sind und zum Alltag dazugehören. Konflikte können sehr unterschiedlich ausgelebt werden – aus meiner Sicht ist es gerade in Familien sehr wichtig, dass diese auch offen und ehrlich ausgetragen werden. Denn gerade so können Kinder lernen, ihre eigenen Standpunkte zu vertreten, während wir Erwachsenen uns mit diesen auseinandersetzen und unsere Sichtweise begründen. Dass diese nicht zwingend miteinander einhergehen, versteht sich von selbst, und gerade darum ist es wichtig, dass miteinander diskutiert, debattiert und argumentiert wird. Und je nach Kombination der Doshas bei den Familienmitgliedern können die Art und Weise der Auseinandersetzungen sehr unterschiedlich sein.

In meiner Familie ist unter anderem das Pitta-Dosha sehr stark vertreten beziehungsweise fast alle Familienmitglieder haben Pitta-Anteile. Dies bedeutet, dass Konflikte ganz klar nach außen getragen wurden, sprich: Wir haben sehr offen und manchmal auch sehr hitzig und laut diskutiert. Dies führte gelegentlich auch zu Streitigkeiten. Um diese wieder aufzulösen, war es hilfreich, wenn wir uns räumlich voneinander distanzierten, indem wir uns in die eigenen Zimmer zurückzogen. Nachdem wir uns »abgekühlt« und Distanz gewonnen hatten, war es viel einfacher, die Situation in Ruhe zu klären und uns dann auch zu versöhnen. Und gerade durch die Klärung und die Versöhnung nach einem Streit lernen die Kinder (und auch die Erwachsenen), dass man sich durchaus einmal uneinig sein kann. Wichtig ist aber, dass danach die Situation miteinander offen geklärt und aufgelöst wird.

Ayurveda in den verschiedenen Generationen deiner Familie

Wir alle sind unterschiedlich, wir alle sind einzigartig – und doch gibt es Zeiten im Leben, die durch verschiedene Einflüsse bestimmt sind. Zeiten, in denen wir irgendwie doch alle relativ gleich ticken. Nehmen wir zum Beispiel die Pubertät. Wenn wir unsere Eltern fragen würden, würde die große Mehrheit vermutlich antworten, dass wir in dieser Zeit ziemlich anstrengend waren, dass wir Grenzen austesten wollten und oftmals gegen Regeln verstoßen haben. Nur so eine Vermutung!

Es gibt Zeiten im Leben, da wirken die verschiedenen Bioenergien auf uns ein. Dadurch kann es innerhalb der einzelnen Generationen auch unterschiedliche Bedürfnisse, Wünsche und Konflikte geben. Um zu verstehen, wie du dich und deine Familie in den verschiedenen Lebensabschnitten am besten gesundheitlich unterstützen kannst, zeige ich dir jetzt, welchen Einfluss die Funktionstypen im Laufe des Lebens besitzen.

Ayurveda im Kindesalter

Bis wir das Licht der Welt erblicken, ist schon eine ganze Menge passiert. Schon im Mutterleib ist vor allem eines wichtig: Wachstum. Unser Körper muss so viele Teile entwickeln – unser Nervensystem, unsere Knochen, unsere gesamte Erscheinung. Auch nach der Geburt steht alles im Zeichen des Wachstums und der Entwicklung. Wir lernen zu sprechen, zu krabbeln und zu laufen. Wir lernen zu lachen, zu weinen, zu schlafen, zu essen. Wir bringen schon sehr viel mit auf diese Welt und sind doch so hilflos ohne unsere Eltern an unserer Seite. Eltern geben die Struktur, die Sicherheit und die Stabilität, die wir benötigen, um gesund und munter aufzuwachsen. Deshalb ist diese Zeit vor allem durch das Kapha-Dosha geprägt. Kapha steht für Wachstum und das Struktur- und Aufbauprinzip. Die Bioenergie von Kapha hilft Kindern, zu wachsen und sich weiterzuentwickeln. Und im Gegensatz zu dem Einfluss der Jahreszeiten wollen wir Kapha in diesem Lebensabschnitt stärken.

Wodurch aber wird Kapha erhöht beziehungsweise wodurch werden Kinder in ihrer Entwicklung unterstützt? Ayurvedisch gesehen sind das vor allem Strukturen, also beispielsweise der Tag-Nacht-Rhythmus und regelmäßige Mahlzeiten. Wir unterschätzen oft den Einfluss, den unsere eigenen Handlungen auf den Rhythmus von Babys und Kleinkindern haben können. In der Kinderheilkunde bin ich auf viele Eltern gestoßen, die sehr verzweifelt versucht haben, sich an den Rhythmus ihres Kindes anzupassen. Manchmal ist es aber wichtig, dem Kind Struktur zu geben, also einen Rhythmus zu etablieren, an den sich das Kind gewöhnen kann. Routinen geben uns ein Gefühl von Sicherheit. Das liegt daran, dass Automatismen für den Körper biochemisch gesehen keinen Stress bedeuten. Routinen werden unbewusst abgespielt und geben so dem Körper das Signal für Entspannung und Ruhe. Ayurvedisch heißt das: Kapha wird erhöht. Alle Kinder brauchen bis ungefähr zur Pubertät diese Routinen, um sich geborgen und sicher zu fühlen und sich entfalten zu können. Du kannst den hohen Kapha-Einfluss dieses Lebensabschnitts auch daran erkennen, dass kleine Kinder nach vielen kleinen Mahlzeiten verlangen. Neben Routinen fördert auch diese Strategie den Kapha-Anteil im Körper und unterstützt so Wachstum und Entwicklung. Ein Aspekt, der für dich vermutlich selbstverständlich ist, ist der, dass Kinder zur Stärkung des Kapha-Lebensabschnitts sehr viel Liebe und Geborgenheit benötigen. Das sollte natürlich auch nach der Pubertät noch der Fall sein, aber zu diesem Zeitpunkt fordern Kinder und Jugendliche diese Nähe oft nicht mehr so stark ein wie zum früheren Entwicklungszeitpunkt.

Wenn Kapha hoch ist, hat das nicht nur positive Effekte. Zum Beispiel können Kinder krank werden. Nimmt Kapha in dieser Zeit zu stark zu, können typische Kapha-Krankheiten wie Verschleimungen der Nasennebenhöhlen, der Bronchien, Asthma oder auch Übergewicht auftreten. Übergewicht ist bei Babys natürlich relativ, da sie in diesem Entwicklungszustand über zwei verschiedene Fettreserven verfügen: Das sogenannte braune Fettgewebe ist zur Wärmegewinnung wichtig und wird im Laufe der Zeit vom Körper abgebaut. Außerdem werden kleine Speckröllchen im Wachstumsschub schnell in die Länge gezogen. Atemwegsinfekte können bei Kindern aber oftmals mit starken Verschleimungen einhergehen. Vor allem sehr ruhige Kinder mit hohen Kapha-Anteilen neigen zu diesen Erkrankungen. Kinder mit hohem Kapha müssen in Bewegung gebracht werden, damit sie sich gut entwickeln.

Neben dem Einfluss von Kapha kann aber auch die Konstitution eine Neigung zu bestimmten Krankheiten mitbringen. Ein Kind, dass sehr leicht, unruhig und eher hektisch wirkt, besitzt vermutlich einen hohen Vata-Anteil. Das Übermaß an der Bioenergie Vata kann entweder durch eine Vata-Störung oder durch eine sehr starke Vata-Konstitution hervorgerufen sein. Diese Kinder neigen zu psychosomatischen Erkrankungen wie beispielsweise häufigen Bauch- oder Kopfschmerzen, zu Schlafstörungen, Aufmerksamkeitsdefizit-Hyperaktivitätsstörung (ADHS), aber auch zu Erkrankungen wie Neurodermitis, Pseudokrupp (akute Laryngitis mit Atemnot), Verstopfung (Obstipation) und vielem mehr. Diese Kinder sind sehr beweglich, ihnen fehlt aber in der Regel Ausdauer und Kraft. In diesen Bereichen müssen sie besonders gefördert werden.

Auch die Pitta-Energie kann in Kindern vorherrschen und zu Erkrankungen führen. Kinder, die besonders unruhig oder sogar manchmal aggressiv sind und einen mittleren Körperbau besitzen, haben ein erhöhtes Risiko für Entzündungen wie Mittelohr- oder Lungenentzündung, für Erkrankungen mit hohem Fieber mitsamt dem Risiko für Fieberkrämpfe, für allergische Erkrankungen und im Jugendalter für Akne und Ähnlichem. Jugendliche mit übermäßigen Pitta-Anteilen haben zudem das höchste Suchtpotenzial. Sie neigen schon als Neugeborene zu ausgedehnten Schreiphasen, die häufig als Bauchschmerzen oder Nabelkoliken fehlinterpretiert werden. Diese Kinder können in der Erziehung von allen Konstitutionstypen am schwierigsten sein! Deshalb ist für sie ein besonders konsequentes Verhalten der Eltern und anderer Autoritätspersonen wertvoll. Fühlen sich die Kinder jedoch unverstanden, kann auch eine zu harte Strenge zu Abwehrreaktionen und Fehlverhalten führen. Durch das Üben von Kraft und Ausdauer kann das Stresspotenzial dieser Kinder gesenkt werden. Ruhe finden sie zum Beispiel in Entspannungsverfahren und Yoga.

Welche Ernährung jetzt besonders wichtig ist

In der Ernährung ist vor allem auf Regelmäßigkeit und Vielseitigkeit zu achten. Besonders Kleinkinder haben oft eine genaue Vorstellung davon, was sie lecker finden und was nicht. Dennoch liegt es ein Stück weit in unserer Hand, was unsere Kinder essen und was nicht. Ich hatte mal eine Patientin, die sich darüber beklagte, dass ihr dreijähriger Sohn nichts anderes esse als Brot mit schokoladigem Haselnussaufstrich. Klar, Kinder wissen genau, was sie wollen. Aber wir Eltern sind diejenigen, die sie an die verschiedenen Nahrungsmittel heranführen. Schon beim Einkauf entscheiden wir über eine gesunde oder ungesunde Ernährung. Dass der Kleine unbedingt etwas Süßes essen wollte, überrascht mich nicht. Der süße Geschmack wirkt aufbauend, erhöht Kapha und stärkt alle Gewebe. Durch ihn können Kinder ihre einzelnen Körpergewebe auf Wachstum vorbereiten. Es kommt aber auf die Qualität des süßen Geschmacks an: Wählt man süßes Obst oder Gemüse, oder greift man nach industriellem Zucker und stark verarbeiteten Produkten? Alles, was wir unseren Kindern geben, wird einen Einfluss auf ihre Gesundheit haben.

Damit lastet eine große Verantwortung auf unseren Schultern. Wir tragen Sorge für unsere eigene Gesundheit und die unserer Kinder. Aber ich möchte dir diese Last etwas erleichtern. Du kannst dein Kind nicht rund um die Uhr kontrollieren. Dafür bin ich selbst ein gutes Beispiel: Wenn ich früher aus der Grundschule nach Hause ging, kam ich an einem Kiosk vorbei. Ich weiß nicht mehr, ob ich dabei immer allein war oder nicht. Aber ich weiß, dass ich häufiger dort von meinem ersparten Taschengeld eine Kleinigkeit gekauft habe. Meist eine gemischte Tüte mit vielen süßsauren Errungenschaften. Meine Mutter und auch meine Großmutter haben immer gesund für mich gekocht. Dennoch hatte ich das Verlangen nach etwas Süßem. Du kannst und sollst deine Kinder nicht dauerhaft kontrollieren, aber du kannst versuchen, die Rahmenbedingungen zu Hause so zu gestalten, dass alles im Gleichgewicht bleibt.

Was bedeutet das ayurvedisch gesehen? Ayurvedisch sollten wir in diesem Lebensabschnitt alles zur Stärkung des Kapha-Doshas tun. Die Nahrung sollte auf mehrere kleine Portionen aufgeteilt werden, die möglichst regelmäßig eingenommen werden. Das Essen sollte alle Geschmacksrichtungen enthalten, aber die Geschmacksrichtungen »süß«, »sauer« und »salzig« ein wenig betonen. Das bedeutet, vor allem auf süße Gemüse- oder Obstsorten zurückzugreifen. Hierzu gehören Süßkartoffeln, Karotten, Fenchel, Kürbis, Pastinake, Banane, süße Apfelsorten, Mango und vieles mehr. Aber auch Getreide fällt hierunter und kann zum Beispiel in Form eines Frühstücks-Porridge mit eingebaut werden. Die Nahrung im ersten Lebensabschnitt sollte nicht zu schwer, aber dennoch nährend sein. Bei einem Kleinkind kann man einen langsamen Nahrungsaufbau mit Gemüse und Fruchtbrei versuchen und dann langsam Getreide mit hinzugeben. Auch für Grundschulkinder bietet sich ein morgendlicher Brei zur Stärkung und Steigerung der Konzentration an. Vor allem warme Nahrung hat einen guten

Effekt auf die Verdauungskraft der Kinder. Sie verlieren keine Energie wie durch die erschwerte Verdauung bei Rohkost, sodass sich der Körper ganz auf Wachstum und Entwicklung fokussieren kann.

Sorge dich jedoch nicht zu sehr, wenn dein Kind Rohkostfan ist. Denn neben dem Lebensabschnitt hat natürlich die Prakriti, die Konstitution deines Kindes, einen Einfluss auf seine Mahlzeitenwünsche. Kleine Pitta-Kinder können vermehrt Lust auf Rohkost haben, weil sie sich runterkühlen möchten. Frisches Obst kannst du am besten als alleinige Zwischenmahlzeit in den Vormittag integrieren. So hat der Körper bis zum Mittagessen genug Zeit, die Rohkost zu verdauen. Kleine Vata-Kinder haben vielleicht ein größeres Verlangen nach süßen, salzigen oder sauren Speisen, um Vata zu reduzieren. Versuche, die Gründe für die intuitiven Bedürfnisse deines Kindes zu verstehen, um dann einen Kompromiss aus den Grundlagen der ayurvedischen Ernährung und diesen Bedürfnissen zu finden. Dieser könnte zum Beispiel so aussehen: Ein Pitta-Kind isst morgens seinen warmen, nährenden Brei und darf dafür als Zwischenmahlzeit süßes, frisches Obst genießen. Ein Vata-Kind darf anstelle von industriellem Zucker ein süßes, nährendes Frühstück mit gegarten Früchten einnehmen. Ein Kapha-Kind bekommt als Zwischenmahlzeit einen selbst gemachten Müsliriegel, wenn es mittags sein Gemüse aufgegessen hat. Wichtig ist, wie so oft im Ayurveda, ein gesundes Mittelmaß zu finden. Gesunde Ernährung sollte die Priorität sein, aber gleichzeitig solltest du nicht zu dogmatisch werden.

Laut der deutschen Verbraucherzentrale waren 2019 die Kinder in Deutschland im Schnitt ausreichend mit den meisten Vitaminen und Mineralstoffen versorgt. Nicht gänzlich erreicht wurden die empfohlenen Mengen für Folat, Vitamin D, Eisen, Jod und Kalzium. Welche Lebensmittel decken diese Vitamine und Mineralstoffe am besten ab? Vitamin D wird zu rund 80 Prozent durch eine ausreichende Sonneneinstrahlung aufgenommen. Die restlichen 20 Prozent lassen sich über die Nahrung aufnehmen. Beispielsweise versteckt sich unter der Schale der Kartoffel eine große Menge Vitamin D. Iss mit deinen Kindern also häufiger mal Bio-Kartoffeln mit Schale, statt diese vorher zu schälen. Auch in fettreichem Fisch wie Lachs, aber ebenfalls in Sprossen, Löwenzahn, Haferflocken und Avocado findest du Vitamin D. Folat, auch Folsäure genannt, kommt in Hülsenfrüchten, Vollkornprodukten oder Gemüsesorten wie Spargel, Brokkoli, Spinat, Blumenkohl und Grünkohl vor. Zu den größten Eisenlieferanten zählen

Haferflocken, aber auch Rote Bete und grünes Blattgemüse sind ganz vorne mit dabei. Jodmangel kam in Deutschland lange Zeit nicht mehr vor, haben doch viele Menschen jodiertes Speisesalz benutzt. In Zeiten von Steinsalz und Himalaja-Salz ist der Jodmangel jedoch langsam wieder auf den Vormarsch. Gute Jodlieferanten sind vor allem Fisch, Algen und Meeresfrüchte. Es bleibt jedem überlassen, ob er tierische Produkte in den Speiseplan integrieren möchte oder lieber jodiertes Salz nimmt.

Eine Unterversorgung mit Vitamin D kann übrigens die Kalziumaufnahme im Körper verschlechtern. Hülsenfrüchte, grünes Gemüse, Brombeeren, Johannisbeeren, Himbeeren sowie Sonnenblumenkerne, Haselnüsse, Mohn, Sesam und Vollkornprodukte wirken mit ihrem Kalziumgehalt entgegen.

	Symptome	zu empfehlen	lieber meiden
Vata	Unruhe, Nervosität, schwaches Immunsystem, Schlafstörungen	warmer Getreidebrei, Ghee, Reis, eingeweichte Nüsse, Mung Dal, Kürbis, Karotten, Süßkartoffel, Trauben, Datteln, Süßholz, Zimt, Ingwer, Kreuzkümmel	schwer verdauliche Nahrung, unregelmäßige Ernährung, fettiges, scharfes Essen, ständiges Essen, Unterdrückung der Ausscheidungsreflexe
Pitta	Hautirritationen, Durchfall, Hitze, Aggressionen	Rohkost in geringen Mengen, Karotten, Rote Bete, grünes Blattgemüse, Safran, Kardamom, Honig (erst ab dem zweiten Lebensjahr)	saures, fettiges und scharfes Essen, Fleisch, Eier, Käse und andere Milchprodukte, saures Obst, fermentierte und frittierte Produkte, industrieller Zucker
Kapha	Verschleimungen, Übergewicht, Trägheit	Ingwer, Roggenbrot, Gerste, Honig (erst ab dem zweiten Lebensjahr), Kardamom, Zimt, grünes Blattgemüse,	Haferbrei, Milchprodukte, fermentierte und frittierte Lebensmittel, Bananen, Eis, Rohkost, saures Obst

Ernährung im Kindesalter

Welche Routinen jetzt besonders wichtig sind

Ayurvedisch und medizinisch gesehen sind Routinen schon im Kleinkindalter ein wichtiger Bestandteil des Lebens, darüber hatten wir schon gesprochen. Wenn wir etwas (so gut wie) jeden Tag machen, dann merkt sich unser Körper diese Abläufe. Wir erledigen diese Dinge wie von selbst, und das fühlt sich gut an. Routinen vermitteln deinem Körper und deinem Geist ein Gefühl von Sicherheit und Geborgenheit. Auch Kinder profitieren von Routinen und Regelmäßigkeit, aber mir ist bewusst, dass das manchmal einfacher gesagt ist als getan. Kinder haben eigene Persönlichkeiten und kommen mit ihrem ganz eigenen Kopf auf die Welt. Die ersten Strukturen wie Mahlzeiten, Schlafenszeiten und Ähnliches versuchen wir ihnen vorzugeben, doch manchmal funktioniert das nicht so, wie wir es uns vorstellen. Vor allem Vata-Kinder können ihre eigenen Vorstellungen entwickeln. Vata ist von subtiler Unregelmäßigkeit geprägt, umso wichtiger sind eigentlich Routinen für Vata-Kinder. Es beruhigt und erdet sie und bringt auch in alle anderen Lebensbereiche eine größere Regelmäßigkeit hinein. Pitta-Kinder können Routinen ebenso gut gebrauchen und finden etwas leichter hinein als Vata-Kinder. Wenn du Kapha-Kinder in deiner Familie hast, sind Routinen vermutlich gar kein Problem. Kapha-Kinder passen sich perfekt an deinen Rhythmus an und sind damit leicht zufriedenzustellen. Am einfachsten ist es, mit den Routinen zu beginnen, wenn die Kinder einen geregelten Tag-Nacht-Rhythmus haben. Bei all den Tipps, die ich dir im Folgenden an die Hand gebe, ist eines ganz wichtig: Es sind nur Tipps! Du musst den für deine Familie passenden Weg finden. Du musst dich wirklich niemals schlecht fühlen oder dich ärgern, weil eine Routine nicht in deinen Familienalltag zu integrieren ist. Jede Familie ist genauso individuell wie jeder einzelne Mensch. All diese Empfehlungen sind Hilfestellungen und kein verpflichtendes Muss für einen gesunden Familienalltag!

Fangen wir beim Schlaf an. Für Kinder wie für Eltern ist es sinnvoll, zu einer festen Zeit einzuschlafen sowie aufzustehen. Das verbessert die Schlafqualität und dadurch die Regeneration des Körpers. Ein Großteil unserer Lernprozesse findet in der Nacht statt. Alles, was wir tagsüber gemacht haben, wird in der Nacht verarbeitet: alle Reize, Emotionen, Situationen und auch alles, was wir gelernt haben. Deshalb ist es für Kinder im Entwicklungsprozess hilfreich, einen guten und erholsamen Schlaf zu finden. Hierbei empfiehlt der Ayurveda vor 22 Uhr schlafen zu gehen und gegen 6 Uhr aufzustehen. Viele Kinder sind sowieso Frühaufsteher, deswegen sollte diese erste Routine vorerst keine Probleme machen.

»Was Hänschen nicht lernt, lernt Hans nimmermehr!« Es ist sehr wertvoll, die morgendliche und abendliche Reinigung schon als kleines Kind zu lernen. Je früher wir damit starten, desto selbstverständlicher ist dies für uns im weiteren Verlauf des Lebens. In meiner Familie war Zähneputzen ein großes Thema. Es ist für mich bis heute einfach selbstverständlich, dass ich morgens und abends meine Zähne putze. Ayurvedisch bedeutet eine reinigende Morgenroutine noch etwas mehr. Wir putzen nicht nur die Zähne, sondern pflegen unsere Zunge und das Zahnfleisch mit Zungenschaben und Ölziehen. Zungenschaben ist etwas, das Kinder vor allem in jungen Jahren ziemlich witzig finden. Sie albern dabei herum und lieben es, ihre Zunge rauszustrecken. Umso einfacher gelingt die spielerische Vermittlung der ayurvedischen Reinigungsmethode. Ölziehen ist ein jahrtausendealtes Heilmittel im Ayurveda. Hierfür wird vor allem gereiftes Sesamöl verwendet. Für Pitta empfehle ich Kokosöl, weil es eine abkühlende Wirkung besitzt. Auch das Ölziehen kann ganz spielerisch in den Morgen eingebunden werden. Außerdem sollte der Körper vor der Nahrungsaufnahme mit warmem Wasser rehydriert und gereinigt werden. Um den Körper bei der Entgiftung zu unterstützen, empfehle ich mit Ayurveda-Wasser in den Tag zu starten.

Kinder lieben es in der Regel, wenn sie diese Dinge mit ihren Eltern gemeinsam machen können. Wie wäre es also mit einer gemeinsamen Morgenroutine? Mehr zur richtigen Anwendung der reinigenden Rituale erfährst du im dritten Teil des Buches, bei dem es um die Umsetzung im Familienalltag geht. Die neugierigen Vata-Typen unter euch dürfen auch schon mal auf Seite 105 vorblättern und einen Blick riskieren. Bei sehr kleinen Kindern kannst du mit kurzen ayurvedischen Ölmassagen die emotionale Bindung und gleichzeitig die Entwicklung der Gewebe stärken. Reibe für die Ölmassage dein Baby einfach morgens für 10 bis 15 Minuten mit gereiftem Sesamöl ein. Wende nicht zu viel Druck auf und mache streichende Bewegungen von der Körpermitte weg. Nach der Massage am besten das Kind sanft abduschen.

Auch abends sind Routinen einfach und spielerisch in den Alltag einzubauen. Vor allem mit Kindern ab drei Jahren können einfache Yogaübungen durchgeführt werden. Hierfür eignen sich simple Dehnübungen genauso gut wie Gleichgewichtsübungen. Es geht nicht darum, der gelenkigste Mensch der Welt zu werden, im Vordergrund steht vielmehr, ein Gefühl für den eigenen Körper zu entwickeln. Außerdem werden Motorik und Gleichgewicht gefördert, sodass man im späteren Alter vor Verletzungen geschützt ist. Ein weiterer Vorteil ist, dass Kinder lernen, dass Bewegung ein wichtiger Teil unseres Tages ist. So entwickeln sie unbewusst das Potenzial, Bewegung auch im weiteren Leben eine große Priorität einzuräumen.

Ein guter Schlaf kann durch weitere Routinen gefördert werden. Vor allem Klänge und Düfte bieten sich dazu an. Ein wichtiger Bestandteil dieser Abendroutine ist das Vorlesen. Regelmäßiges Vorlesen ist nicht nur ein hervorragendes Ritual, um die Schlafenszeit unbewusst einzuleiten, sondern es ist auch äußerst wichtig für die Entwicklung des kindlichen Gehirns, für das Begreifen der Welt und für die emotionale Entwicklung. Leider nutzen laut einer Studie der Stiftung Lesen 42 Prozent der Eltern in Deutschland diese Vorteile nicht. Sie lesen überhaupt nicht vor! Durch das Vorlesen in der frühen Kindheit werden neuronale Strukturen geformt, die für Spracherwerb und Lernfähigkeit enorm wichtig sind. Vorlesen gilt als eine Brücke zwischen der mündlichen und schriftlichen Kommunikation. Darum kann es Kindern das Erlernen von Lesen und Schreiben helfen. Achte darauf, dass wirklich alle Störfaktoren beseitigt sind, wenn du deinem Kind etwas vorliest, denn zuzuhören ist eine enorme Aufmerksamkeitsleistung des Kindes. Kindern ist es dabei egal, wie gut vorgelesen wird. Sie genießen einfach die Ruhe und die gemeinsame Zeit mit den Eltern. Die Ausrede »Ich bin kein guter Vorleser« gilt also ab heute Abend nicht mehr.

Ätherische Öle sind eine angenehme Vorbereitung vor dem Schlaf. Es gibt Öle, die auf Körper und Geist beruhigend wirken. Am bekanntesten ist dafür wohl Lavendelöl. Ich kenne aber auch viele Menschen, die diesen Duft nicht so gerne mögen. Deshalb möchte ich dir drei andere Öle empfehlen, die du zur abendlichen Entspannung und Schlafförderung einsetzen kannst: Patschuliöl, Kamillenöl und Sandelholzöl. Patschuli wirkt wärmend und erdend; es kann helfen, sich vom abendlichen Gedankenkarussell zu befreien. Gib einfach ein paar Tropfen des Öls in einen Aroma-Diffuser. Achte stets darauf, was für Öl du verwendest. Ich greife immer nur zu 100 Prozent ätherischen Ölen ohne unnötige Zusatzstoffe. Wenn du einen guten Anbieter suchst, schau gerne auf meiner Website vorbei. Kamille hat nicht nur eine beruhigende Wirkung auf unseren Magen, sondern auch auf unseren Geist. Die entspannende Wirkung von Kamillenöl kann Stress reduzieren und Schlaf und Regeneration fördern. Massiere ein paar Tropfen abends in die Füße deines Kindes ein. Kamillenöl entfaltet seine Wirkung natürlich auch auf deinen erwachsenen Füßen. Sandelholzöl besänftigt und beruhigt; es kann dadurch Anspannung lösen und Stress reduzieren. Dieses Öl kannst du auch unter die Fußsohlen reiben oder per Diffuser im Raum verteilen.

Welche Routine du auch immer wählst, bleibe achtsam, wie dein Kind darauf reagiert oder du selbst dich damit fühlst. Wenn Routinen in Stress und Druck ausarten, sind sie für niemanden förderlich. Gehe also ganz liebevoll mit dir und deinem Kind um und erlaube dir selbst auch, mitunter eine Auszeit zu nehmen.

Die wichtigsten Fakten zum Kindesalter

- Das Kindesalter ist von Kapha geprägt.
- Struktur und Sicherheit sind sehr wichtig für eine gesunde und unbeschwerte Entwicklung der Kinder.
- Regelmäßige Mahlzeiten und ein regelmäßiger Tag-Nacht-Rhythmus vermitteln Kindern Struktur und Geborgenheit.
- Süßer Geschmack wirkt aufbauend, erhöht Kapha und stärkt alle Gewebe.
- Vor allem warme Nahrung hat einen guten Effekt auf die Verdauungskraft der Kinder.
- Reinigungsroutinen sind auch für Kinder wichtig.
- Yoga fördert das eigene Körpergefühl und die motorische Entwicklung deines Kindes.
- Du bist eine gute Mutter beziehungsweise ein guter Vater, auch wenn du deine Kinder nicht rund um die Uhr kontrollieren kannst!

Ayurveda im Jugend- und Erwachsenenalter

Während es im Kindesalter größtenteils darum geht, sich zu entwickeln und die Strukturen des Lebens kennenzulernen, stehen im Jugend- und Erwachsenenalter eher Veränderung und die Anpassung von Wünschen, Zielen und Erwartungen im Mittelpunkt. Dieser Lebensabschnitt ist von Wandel geprägt. Wir wechseln die Schule, entscheiden uns für oder gegen bestimmte Menschen und versuchen, unseren eigenen Weg zu gehen, sowohl privat als auch beruflich. Wir bleiben glücklicher Single oder gründen eine Familie. Wandel, Fortpflanzung, Selbstverwirklichung – dies sind drei große Themen des zweiten Lebensabschnitts.

Diese Zeit der Transformation wird der Bioenergie von Pitta zugeordnet. Mit der Pubertät tritt das Feuer vermehrt in den Vordergrund und bietet damit mehr Konfliktstoff als bisher. Auch für Eltern ist dies oft keine einfache Zeit. Vorher etablierte gesunde Lebensformen werden jetzt vielleicht über den Haufen geworfen, um sich als eigenständige Person vom Elternhaus abzugrenzen. Oft ist es aber so, dass Kinder sich spätestens im Erwachsenenalter darauf zurückbesinnen. Der Pitta-Lebensabschnitt ist ein Lebensabschnitt, in dem Eltern ihre Kinder besonders gut in ihrer Interessenentwicklung stärken können. Ob Sport, Kunst oder eine ganz andere Richtung, wichtig ist in jedem Fall, als Elternteil offen zu bleiben und nicht zu verurteilen. Nur weil ich früher gerne getanzt habe, sollte ich von meiner Tochter oder meinem Sohn nicht erwarten, dass sie oder er dasselbe Hobby gut findet. Man kann aber versuchen, eine Auswahl anzubieten, damit Kinder verschiedene Sportarten, Instrumente oder Ähnliches ausprobieren. Unterschätze dabei aber nicht den Einfluss von Freundschaften. Lass deinem Kind die Freiheit, selbst zu entscheiden, und versuche, es so gut wie möglich in seiner Entscheidung zu unterstützen.

Dieser Lebensabschnitt ist eine Gratwanderung zwischen Pitta ausleben und Pitta abkühlen. Natürlich möchten wir, dass unsere Kinder zu selbstständigen Menschen heranwachsen und ihren Träumen folgen. Manchmal kann Pitta aber auch über die Stränge schlagen und Störungen begünstigen. Typische Pitta-Störungen sind zum Beispiel Probleme mit der Haut. Acne vulgaris ist die weltweit häufigste Hauterkrankung und betrifft mittlerweile 70 bis 95 Prozent aller Jugendlichen. Ihren Höhepunkt hat die Akne meist zwischen dem 15. und dem

18. Lebensjahr; sie betrifft eher Jungen als Mädchen. Durch eine ausgewogene, ayurvedische Ernährung und Pitta-reduzierende Maßnahmen ist Akne aber meist gut in den Griff zu bekommen. Auch andere entzündliche Erkrankungen begleiten uns im Jugendlichen- und jungen Erwachsenenalter. Dies sind vor allem Magenschleimhautentzündungen, Fieber, bakterielle und virale Infektionen, Entzündungen von Muskeln und Gelenken, Mandelentzündungen, Autoimmunerkrankungen wie beispielsweise der Schilddrüse, chronisch-entzündliche Darmerkrankungen und eine Menge mehr. Auch psychische Erkrankungen, die vor allem mit der Unterdrückung von Emotionen zu tun haben, oder auch das Burn-out-Syndrom können durch ein Übermaß von Pitta verursacht werden. Im mittleren Lebensabschnitt brauchen wir also andere Dinge als zuvor. Um dich und deine Kinder in Balance zu halten, stelle ich dir auf den nächsten Seiten Ernährungstipps und meine Lieblingsroutinen vor.

Welche Ernährung jetzt besonders wichtig ist

Die Ernährung in der zweiten Lebensphase sollte nicht weniger nährstoffreich sein wie im ersten Lebensabschnitt. Die grundlegenden Aspekte zur ayurvedischen Ernährung aus Kapitel 1 kannst du bei Familienmitgliedern in dieser Lebensphase vermutlich am besten umsetzen. Die Regelmäßigkeit der Mahlzeiten wird auch im Pitta-Lebensabschnitt die Gesundheit deiner Familie unterstützen. Mit zunehmendem Alter wird es immer wichtiger werden, auf die verschiedenen Geschmäcker einzugehen und nichts zu verdammen, was im ersten Moment nicht ayurvedisch erscheint. Du wirst anderen Menschen nie etwas aufzwingen können, sondern musst dich auf Kompromisse einstellen. Rein ayurvedisch ist in dieser Lebensphase eine möglichst ausgewogene Ernährung wichtig. Die Hauptmahlzeit sollte zur Mittagszeit eingenommen werden. Vor allem im Sommer können Pitta-reduzierende Speisen auf dem Mahlzeitenplan stehen.

Grundsätzlich geht es in diesem Lebensabschnitt aber nicht darum, die Bioenergie des Pitta vollständig zu unterdrücken. Auch das würde den Körper aus dem Gleichgewicht bringen und kann zu Krankheiten führen. Wichtig ist ein gesundes Mittelmaß. Wenn jemand aus deiner Familie wirklich viel Pitta besitzt, sollte vor allem in der Pubertät auf abkühlende Ernährung zurückgegriffen werden. Das funktioniert besonders gut mit den Geschmacksrichtungen »süß«, »bitter« und »herb«. Diese bieten zum Beispiel Süßkartoffeln, Kürbis, Getreide, grünes Blattgemüse, Kohlsorten, Hülsenfrüchte und vieles mehr. Salzige, saure oder scharfe Lebensmittel können Pitta stark erhöhen und sollten bei Pitta-Typen reduziert Verwendung finden. Wenn du einen Pitta-Teenager mit Hautproblemen unter deinem Dach hast, sind darum Tomaten, Reis oder auch Milchprodukte und Fleisch nicht die besten Lebensmittel. Sie alle gehören dem sauren und teils auch dem salzigen Geschmack an. Außerdem können tierische Produkte die Produktion von Ama im Körper fördern. Das bedeutet, die kleinsten Kanälchen des Körpers werden verstopft und Giftstoffe, die über die Haut aufgenommen werden, können nicht einfach über den Körper ausgeschieden werden. Hautunreinheiten können sich dadurch verschlimmern.

Die Vata-Typen in deiner Familie werden durch den Pitta-Einfluss noch aktiver und möchten gerne unter Menschen sein. Diese emotionale Komponente kann durchaus für die gesunde Ernährung genutzt werden. Lade kurzerhand Freunde deiner Kinder zum Essen ein und kocht dann gemeinsam oder lass die Jugendlichen allein an den Herd. Damit schlägst du zwei Fliegen mit einer Klappe – es sei denn, das Aufräumen wird aus Versehen vergessen. Vata-Typen vertragen Milchprodukte oder andere tierische Lebensmittel etwas besser, sie sollten aber während der Pubertät mit Vorsicht genossen werden. Vata-Typen können wie Pitta-Typen durch den süßen Geschmack geerdet und ausgeglichen werden. Das ist hilfreich bei der Vereinfachung der Mahlzeitenzubereitung. Viele Doshas unter einem Dach – das kann auch einfach sein! Auch bei Kapha-Typen sollten aus ayurvedischer Sicht Milchprodukte reduziert verzehrt werden und es sollte eher einer ausgewogenen, pflanzenbasierten Ernährung Vorzug gegeben werden. Kapha wird durch bittere und herbe Geschmacksrichtungen ausbalanciert, sodass es auch hier eine Überschneidung zum Pitta-Dosha gibt. Grundsätzlich sollte eine Mahlzeit natürlich aus allen sechs Geschmacksrichtungen bestehen, wenn du aber ein Ungleichgewicht zugunsten von Pitta bemerkst, machst du mit den drei Geschmacksrichtungen »süß«, »bitter« und »herb« in Kombination mit abkühlenden Gewürzen und Lebensmitteln nichts falsch.

Jugendliche brauchen oft mehrere Mahlzeiten pro Tag, denn ihr Körper ist immer noch in der Wachstumsphase und muss auch für die Hormonumstellung ordentlich Energie zur Verfügung stellen. Drei Hauptmahlzeiten und zwei Zwischenmahlzeiten sind also keine Seltenheit, vor allem wenn die Jugendlichen noch zusätzlich Sport treiben. Bei einer vollwertigen Ernährung ist eigentlich kein Vitamin- und Mineralstoffmangel zu erwarten. Für eine gesunde Entwicklung benötigen junge Erwachsene aber besonders Kalzium, Eisen und Zink. Der Kalziumbedarf während des Längen- und Massenwachstums ist wirklich hoch, denn rund 45 Prozent der Skelettmasse eines Erwachsenen werden in der Pubertät angelegt. Kalzium findet sich zum Beispiel in Nüssen (Paranüsse, Haselnüsse, Mandeln) und Samen (Mohn, Sesam) oder in Gemüse (Grünkohl, Spinat, Brennnessel, Rucola).

Aufgrund der wachsenden Muskelmasse und Blutmenge ist auch der Bedarf an Eisen bei Jugendlichen erhöht. Im Abschnitt zum Kindesalter habe ich dir schon ein paar Beispiele für gute Eisenlieferanten genannt. Auch Zink wird in der Pubertät vermehrt zum Wachstum benötigt, ist es doch an der Proteinsynthese beteiligt. Zink ist vor allem in Mohn, Kürbiskernen, Sonnenblumenkernen und Leinsamen enthalten. Auch Haferflocken und Vollkornmehl enthalten eine Menge Zink. Spitzenreiter bei den tierischen Lebensmitteln sind dafür übrigens Austern.

Welche Routinen jetzt besonders wichtig sind

Der Familienalltag kann neben Beruf, Haushalt und eigenen Bedürfnissen ganz schön stressig werden. In der Jugend entwickeln die Kinder endgültig ihren eigenen Blick auf die Welt und möchten verständlicherweise mehr Zeit mit anderen Menschen verbringen als nur mit den Familienmitgliedern. Dennoch halte ich es für wichtig, dass man den Bezug zur Familie nicht verliert. Wir haben schon darüber gesprochen, dass Routinen Sicherheit und Geborgenheit bringen, weil sie ab einem gewissen Zeitpunkt unbewusst in den Tagesablauf einfließen. Wir müssen sie nicht mehr hinterfragen. Doch mit Kindern im jugendlichen Alter musst du manches noch mal neu einstellen. Die reinigende Morgenroutine ist vielleicht schon gefestigt, aber es kommen neue Bedürfnisse und Wünsche hinzu, wodurch bisherige Routinen über den Haufen geworfen werden. Für Vata-Menschen wird es immer noch wichtig sein, regelmäßige Abläufe in den Tag zu integrieren. Bei Pitta-Typen kann es tagesformabhängig sein, ob Routinen weiterhin umgesetzt oder rebellisch bekämpft werden. Personen mit einem hohen Kapha-Anteil sind vermutlich mit der neuen Situation etwas überfordert und würden lieber in alten Mustern verweilen.

Auf diese unterschiedlichen Bedürfnisse kannst du nur reagieren, wenn du deine Familienmitglieder kennst. Wenn du um ihre Wünsche weißt, aber auch um ihre Launen. Außerdem ist es wichtig, dass du deine Wünsche ebenso kennst und

Warum Milchprodukte im Pitta-Lebensabschnitt nicht so gut geeignet sind

Milch hat im Ayurveda einen hohen, teils sogar heilenden Stellenwert. Sie wird als etwas sehr Besonderes angesehen und aufgrund ihrer anabolen Wirkung vor allem bei Vata-Störungen eingesetzt. Die Milch, die wir heutzutage konsumieren, hat aber wenig mit dem zu tun, was der Ayurveda als »heilende Milch« bezeichnet. Milch sollte im Ayurveda niemals gekühlt, sondern immer nur erwärmt und mit Kräutern versehen eingenommen werden. Außerdem sollte sie nur in sehr geringen Mengen verzehrt werden.

Milch gilt grundsätzlich als schwer verdauliches Lebensmittel. Und das nicht nur, weil manche Menschen keine Laktase zum Abbau des Milchzuckers besitzen. Wenn die Milch am Morgen gemolken wurde, ist sie laut Ayurveda noch schwerer, weil die Kühe sich in der Nacht nicht bewegt haben. Sie ist also noch schlechter verdaulich. Das Gleiche gilt für Kühe, die nicht artgerecht gehalten werden, was in unseren Breitengraden zu einem sehr hohen Prozentsatz der Fall ist. Das Bundesinstitut für Risikobewertung (BfR) beschreibt Kuhmilch als eines der Lebensmittel, die im Kindesalter am häufigsten allergieauslösend wirken (neben Hühnerei, Fisch, Soja, Weizen, Erdnüssen, Nüssen). Vor allem bei einer familiären Vorbelastung kann es durch den Milchkonsum zu Neurodermitis, Asthma bronchiale und Heuschnupfen kommen.

Frische Milch gilt im Ayurveda als kühlend und wird dem süßen Geschmack zugeordnet. Deswegen ist sie für Pitta nicht problematisch. Milchprodukte sind allerdings häufig fermentiert, stark gesalzen und gehören dem sauren Geschmack an. Durch die Änderung dieser Eigenschaften sind sie für Pitta-Typen oder im zweiten Lebensabschnitt weniger gut geeignet und können zu Erkrankungen führen. Es können Entzündungen wie Darmerkrankungen oder Hauterkrankungen auftreten. Vor allem Käse gilt als problematisch. Er besitzt nicht nur die schon genannten Eigenschaften, sondern kann Ama im Körper fördern. Letztlich muss jeder für sich selbst entscheiden, ob er Milch und Milchprodukte zu sich nimmt, und hierbei nicht nur gesundheitliche, sondern auch ethische Gründe berücksichtigen.

sie deiner Familie kommunizierst, damit kein Ärger aufkommt. Welche Routinen wünschst du dir also aktuell in deiner Familie? Und wie kannst du diese in den Alltag deiner Familie einbauen? Mehr zu gesunden Ritualen für die gesamte Familie wirst du in Kapitel 3 erfahren. Für alle ungeduldigen Vata-Typen: Auf Seite 149 geht's los mit diesen Routinen.

Ayurveda im Alter

Was passiert mit unserem Körper, wenn wir älter werden? Medizinisch gesehen wird der Wassergehalt unseres Körpers im Laufe des Lebens immer weniger, unsere Muskeln bauen Schritt für Schritt ab. Oft ergibt das ein unschönes Gleichgewicht zwischen Muskel- und Fettmasse. Die Nieren- und Leberfunktion nehmen ab, wodurch die Entgiftung länger braucht; auch insgesamt ist der Stoffwechsel des Körpers eingeschränkt.

Die wichtigsten Fakten zum mittleren Lebensabschnitt

- Der zweite Lebensabschnitt ab der Pubertät ist größtenteils von Pitta beeinflusst.
- Selbstverwirklichung steht in dieser Zeit im Vordergrund.
- Freiheit und das Treffen von eigenen Entscheidungen sollten jetzt gefördert werden.
- Pitta sollte durch gesunde süße, bittere und herbe Nahrungsmittel ausgeglichen werden.
- Junge Erwachsene brauchen mehr Freiheit bei der Entwicklung eigener Routinen, um sich entfalten zu können.

Natürlich kann man den biologischen Prozess nicht aufhalten und wir sollten das Alter auch nicht als etwas Negatives ansehen. Wir lernen mit jedem neuen Lebensjahr so viel Neues. Wir entdecken vieles neu und dürfen in sehr großem Maße unser Leben so gestalten, wie wir es uns wünschen! Darum ist es so wichtig, dass das Leben bis zum Ende lebenswert bleibt. Ich sehe bei meinen Hausbesuchen so viele bettlägerige Patienten, treffe auf Menschen, die vereinsamt zu Hause sitzen oder dauerhaft auf Hilfe angewiesen sind. Für so etwas können auch Schicksalsschläge verantwortlich sein, natürlich. Aber bis zu einem gewissen Grad haben wir unser Leben und vor allem unsere Lebensqualität im Alter selbst in der Hand.

Eine Studie, die 2018 in Kopenhagen erschienen ist, hat über einen Zeitraum von 25 Jahren untersucht, wie wir die Lebenserwartung und auch die Lebensqualität verbessern können. Ein großer Aspekt war neben einer ausgewogenen Ernährung vor allem Ausdauersport. Natürlich kann es schwer sein, Sport in den Alltag zu integrieren. Ich bin Ärztin. Ich habe lange im Schichtdienst gearbeitet und weiß, dass es hart ist, neben dem Beruf noch Familie und Haushalt geregelt zu bekommen. Aber an irgendeinem Punkt in unserem Leben müssen wir anfangen, an uns selbst zu denken. Gesunder Egoismus ist manchmal einfach Pflicht. Willst du dich im hohen Alter um deine Kinder kümmern können? Mit deinen Enkelkindern spielen? Oder willst du dich von ihnen pflegen lassen? Es mag sich vielleicht hartherzig anhören, aber letztlich bist – in großem Maße – nur du dafür verantwortlich! Du hast es in der Hand, dein Leben in solche Bahnen zu lenken, dass es dich auch im hohen Alter noch erfüllt. Du hast es in der Hand, dein Leben so zu gestalten, dass du am Ende darauf zurückblickst und liebst, was du getan hast.

Ayurvedisch gesehen ist das hohe Alter vom Vata-Dosha geprägt. Im Gegensatz zum anabolen Prinzip des Kapha-Doshas steht Vata für Katabolismus, also für Abbau. Die Elemente Raum und Luft nehmen in unserem Körper immer weiter zu. Der Abbau von Knochenmasse führt zu Osteoporose und kann schwere Knochenbrüche wie Oberschenkelhalsbrüche verursachen. Trockenheit macht sich im gesamten Körper breit und führt zu Arthrose, Verstopfung und trockener Haut. Der Einfluss von Vata führt zu einem unregelmäßigen Appetit und einer unregelmäßigen Verdauung. Die Mahlzeiten werden kleiner, manchmal vergessen ältere Menschen auch, sie einzunehmen. Dadurch werden wichtige Nährstoffe weniger aufgenommen, was unter anderem die Reduktion der Muskelmasse erklärt. Wenn wir weniger Muskelmasse besitzen, kann Bewegung sehr anstrengend und unsicher werden. Die Sturzgefahr erhöht sich aber nicht nur durch die reduzierte Muskelmasse. Das Vata-Dosha ist eng mit der Funktion unseres Nervensystems und der Reizweiterleitung verbunden. Wenn das nicht mehr gut funktioniert, sind unser Gleichgewicht und die Sinneswahrnehmung in den Beinen beeinträchtigt. Im Laufe der Zeit kann sich auch die Gehirnmasse reduzieren, was zu Gedächtnisverlust führt. Doch diese Dinge sind ein Kann, kein Muss. Klar, wir altern nun mal, das ist der Lauf der Dinge. Aber wie schon gesagt: Einen Großteil hast du selbst in der Hand. Was kannst du also tun, um das Vata auszugleichen und deine Lebensqualität im Alter zu erhöhen?

Welche Ernährung jetzt besonders wichtig ist

Wie du in der Tabelle rechts siehst, nimmt im Laufe des Lebens der Wassergehalt im Körper ab. Im höheren Alter solltest du darum darauf achten, genug zu trinken. Alle unsere Stoffwechselvorgänge können nur funktionieren, wenn wir einen ausgeglichenen Flüssigkeitshaushalt haben. Neben Wasser sind auch gesunde Öle im Alter ein wichtiger Grundbaustein, und zwar sowohl von innen als auch von außen. Gesunde Fette und Öle schützen die Gewebe vor Trockenheit und können Beschwerden wie Arthrose oder trockener Haut entgegenwirken.

Hier ist vor allem kalt gepresstes Sesamöl zu nennen. Sesamöl hat einen wärmenden und Vata-reduzierenden Effekt auf deinen Körper. Es enthält zu circa 44 Prozent Linolsäure, eine mehrfach ungesättigte Fettsäure, die hilft, hohe Cholesterinspiegel zu senken, und die sich sowohl positiv auf den Blutdruck als auch auf die Blutgerinnung auswirken soll. Auch die Zähne werden vermutlich durch den hohen Anteil an Linolsäure gestärkt. Die Gewebe deines Körpers können also durch die Vata-reduzierende Wirkung des Sesamöls gestärkt werden. Ein weiterer Bestandteil des Sesamöls ist Lezithin. Dieses ist ein essenzieller Bestandteil der Zellmembranen unserer körpereigenen Zellen. Es stärkt die Nerven und erhöht die Leistungsfähigkeit erheblich. In diesem Punkt sind sich Schulmedizin und Ayurveda einig: Durch Sesamöl wird Vata reguliert und so die Leistungsfähigkeit im Alter erhöht. Zusätzlich enthält Sesamöl eine Menge an wundervollen Antioxidantien. Diese sind in unserem Körper zur Bekämpfung freier Radikale wichtig. Freie Radikale sind Stoffe in unserem Körper, die wir zum Beispiel durch Stress oder falsche Ernährung in unserem Körper angesammelt haben; sie können unsere Zellen schädigen und so den Alterungsprozess

	niedrig	normal	hoch
Frauen als Kinder	< 60 %	60–75 %	> 75 %
Frauen als Erwachsene	< 45 %	45–60 %	> 60 %
Männer als Kinder	< 60 %	60–75 %	> 75 %
Männer als Erwachsene	< 50 %	50–65 %	> 65 %

Wasseranteil des Körpers in Prozent

schneller vorantreiben. Freie Radikale begünstigen sogar das Auftreten von Krebs oder Alzheimer.

Neben Sesamöl enthalten auch Kidneybohnen, Rosenkohl, Heidelbeeren, Himbeeren und vor allem Pflaumen eine ungeheure Menge an diesen kleinen Helfern. Das ist ein zusätzlicher Grund, warum eine ausgewogene, pflanzenbasierte Ernährung so wichtig für unseren Körper und unsere Gesundheit ist – und das in jedem Alter! Es gibt noch einen Bestandteil von Sesamöl, den ich dir nicht vorenthalten möchte: das wundervolle Vitamin A, das du vielleicht aus Möhren kennst. Es ist besonders gut für unsere Sehkraft, also auch im Alter ein wichtiger Nährstoff.

Weil Vata einen sehr katabolen Einfluss hat, brauchen sowohl Vata-Typen als auch Menschen im höheren Alter eine ausreichende Proteinzufuhr. Dies ist für den Muskel- und Knochenbau wie auch für das Immunsystem wichtig. Ich möchte niemanden davon abhalten, tierisches Eiweiß zu sich zu nehmen, doch ich bin der festen Überzeugung, dass wir nicht unbedingt tierisches Eiweiß benötigen, um unseren Proteinbedarf zu decken. Auch nicht im Alter! Wir wissen heute um eine Vielzahl von negativen Auswirkungen tierischer Proteine. Ebenso hat sich unser Wissen über die gute Versorgung verschiedenster Proteine und Aminosäuren mithilfe von pflanzlichen Produkten vertieft. Kartoffeln, Hülsenfrüchte oder anderes Getreide haben neben Gemüse wie Brokkoli und Erbsen einen wirklich hohen Anteil an Proteinen. Natürlich kommt es auch da auf die Ausgewogenheit an! Wenn wir immer das Gleiche essen, werden wir auch immer nur das Gleiche aufnehmen, egal ob tierisch oder pflanzlich.

Kalzium und Vitamin D kennst du schon aus unserer Beschäftigung mit dem Kindesalter. Doch auch im Alter sind diese zwei Nährstoffe elementar. Im Grunde möchten wir in beiden Altersklassen das Gleiche erreichen: Im Kindesalter soll der Knochen aufgebaut und im höheren Alter nicht abgebaut werden. Vitamin D ist darüber hinaus noch an so vielen weiteren Vorgängen im Körper beteiligt. Im Frühjahr und Sommer ist es kein Problem, den Speicher mittels Sonne aufzutanken. Wenn wir uns mindestens 30 Minuten in der Sonne aufhalten, produziert der Körper sein eigenes Vitamin D. Ist er nicht ein Wunderwerk?

Im Alter kommen noch drei wichtige Nährstoffe hinzu, auf die man unbedingt achten sollte. Das sind zum einen Vitamin B_{12} und Folsäure und zum anderen ist es Magnesium. Vitamin B_{12} ist ein wichtiger Nährstoff, der an der Bildung unserer Blutzellen, dem Aufbau unserer Nervenzellen und vielen anderen enzymatischen Reaktionen beteiligt ist. Bei einer rein pflanzlichen Ernährung ist Vitamin B_{12} der Nährstoff, der zwingend supplementiert werden muss. Solange man sich jedoch pflanzenbasiert, also zum Großteil pflanzlich, ernährt und ab und zu tierische Produkte in seine Ernährung einfließen lässt, kann diese Regel etwas gelockert werden. Bei der Einnahme von Vitamin B_{12} braucht man sich keine Sorgen zu machen, diesen Nährstoff kann man eigentlich nur überdosieren, wenn man ihn sich spritzt oder unter einer Grunderkrankung der Leber, einer Leukämie oder einer krankhaften Vermehrung roter Blutkörperchen leidet. Bei einem Vitamin-B_{12}-Mangel können sich Müdigkeit, Schwäche, Blutarmut und eine Schädigung der Nerven mit Gedächtnisverlust und Demenz entwickeln. Vitamin B_{12} findest du in tierischen Produkten wie Fleisch, Fisch, Meeresfrüchten, Eiern und Milchprodukten sowie in pflanzlichen Lebensmitteln wie Algen, Weizengras, Gerstengras, Pilzen und einigen fermentierten Sojaprodukten.

Ein Folsäuremangel kommt vor allem bei einseitiger Ernährung, Alkoholmissbrauch oder Medikamenteneinnahme vor. Folsäure ist für unsere Zellteilung und unser Nervensystem ebenso wichtig wie Vitamin B_{12}. Durch einen Folsäuremangel können vor allem Entzündungen der Schleimhäute auftreten. Eine schmerzhafte, glatte, gerötete Zunge, Durchfall, Appetitlosigkeit und ungewollter Gewichtsverlust können neben erhöhter Blutungsneigung, Depression und Müdigkeit Anzeichen eines Folsäuremangels sein. Ein über längere Zeit bestehender Mangel an den Vitaminen B_1, B_2, B_3, B_{12} oder Folsäure kann zu Beeinträchtigungen der kognitiven Fähigkeiten (Erinnerung, Wahrnehmung) führen. Folsäure findest du unter anderem in Tomaten, Spargel, Kohl, Hülsenfrüchten, Vollkorngetreide, Leber und Eigelb.

Magnesium ist ein wichtiger Nährstoff zur Reizübertragung von Nerven- auf Muskelzellen. Ohne Magnesium findet keine Muskelkontraktion statt. Ein Magnesiummangel kann zu Zittern, Krämpfen, Verwirrtheit und Herzrhythmusstörungen führen. Magnesium ist unter anderem in Vollkornprodukten, braunem Reis, grünem Gemüse sowie in Nüssen und Bohnen vorhanden.

Um Vata weiter auszubalancieren, bieten sich mehrere kleine Mahlzeiten täglich an. Man kann sich dann auf drei kleine Hauptmahlzeiten und drei kleine Zwischenmahlzeiten freuen. Aus meiner Erfahrung weiß ich, dass es vielen älteren Menschen schwerfällt, allein zu essen. Es macht einfach nicht so viel Freude, darum vergessen es viele auch oft. Natürlich kann man nicht jede Mahlzeit im Familienkreis einnehmen, aber wann immer möglich, ist ein gemeinsames Essen eine gute Motivation für die älteren Mitmenschen innerhalb der Familie.

Die Geschmacksrichtungen »süß«, »sauer« und »salzig« bringen Vata ins Gleichgewicht. Salz kann den oft so hohen Blutdruck im Alter weiter erhöhen und sollte reduziert Anwendung finden. Konzentriere dich eher auf den süßen Geschmack in Form gesunder, süßer Getreide-, Gemüse- und Obstsorten. Denn dieser baut zusätzlich alle Gewebe auf und stärkt somit den Körper. Saurer Geschmack zieht nicht immer unbedingt eine saure Wirkung im Körper nach sich. Denn eine saure Wirkung wollen wir unbedingt im Alter vermeiden. Wenn sich in deinem Körper vermehrt Säure ansammelt, können Enzyme nicht mehr gut arbeiten. Diese latente Übersäuerung (Azidose) kann zu einem vermehrten Kalziumverlust über die Nieren führen. Irgendwann dient dann die Knochensubstanz als Puffer: Das Kalzium aus den Knochen wird durch die Azidose abgebaut. Saure Lebensmittel sind zum Beispiel Fleisch, Fisch, Milchprodukte, Brot und Cola. Saurer schmeckende Lebensmittel sind nicht immer gleichzusetzen mit diesen Lebensmitteln, Zitronen schmecken beispielsweise sauer, haben aber einen basischen Effekt auf deinen Körper.

Welche Routinen jetzt besonders wichtig sind

Im Laufe unseres Lebens verändert sich unser Schlafbedürfnis. Dies gilt sowohl für den Nachtschlaf als auch für das Powernapping zwischendurch. Rein ayurvedisch betrachtet hilft der Mittagsschlaf, Vata zu reduzieren und die beruhigenden und erdenden Eigenschaften von Kapha zu fördern. Dementsprechend wäre also ein Mittagsschlaf im höheren Alter ein gutes Mittel, um dem Vata-Einfluss entgegenzuarbeiten. Wir kommen zur Ruhe, werden entspannter, können Gelerntes verarbeiten. Jungen Menschen macht es oft keine Probleme, tagsüber zu schlafen, als Kleinkinder brauchen wir das sogar, um uns zu entwickeln. Schulkinder brauchen im Schnitt zwischen neun und elf Stunden Schlaf, im jungen Erwachsenenalter reduziert sich diese Zahl meist auf sieben bis acht Stunden, je nachdem, welcher Konstitutionstyp wir sind. Vata-Typen brauchen im Schnitt neun Stunden, wohingegen Kapha-Typen weniger Schlaf benötigen. Sie kommen meist mit sechs bis sieben Stunden gut aus. Mit steigendem Alter werden die Stunden Schlaf, die wir nachts zur Erholung haben, immer weniger. Oft sind es sogar nur fünf bis sechs Stunden.

Ganz gleich, wie alt wir sind, nachmittags ist der Höhepunkt der Vata-Energie. Das bedeutet: Wir können uns so gegen 16 Uhr noch einmal richtig müde fühlen. Vor allem, wenn wir in einer stressigen Phase stecken und unser inneres Vata sowieso aus dem Gleichgewicht ist. Im Ayurveda ist es wichtig, Bedürfnisse wie Schlaf, Hunger, Gähnen oder Verdauung nicht zu unterdrücken. Wenn du dich also wirklich sehr müde und erschöpft fühlst, kann ein kleiner Mittagsschlaf neue Energiereserven aktivieren, Reaktionsvermögen und Gedächtnisleistung steigern. Auch in der Schulmedizin deuten neueste Studien darauf hin, dass ein Mittagsschlaf natürlicherweise in uns verankert ist. Eine Studie aus dem Bereich

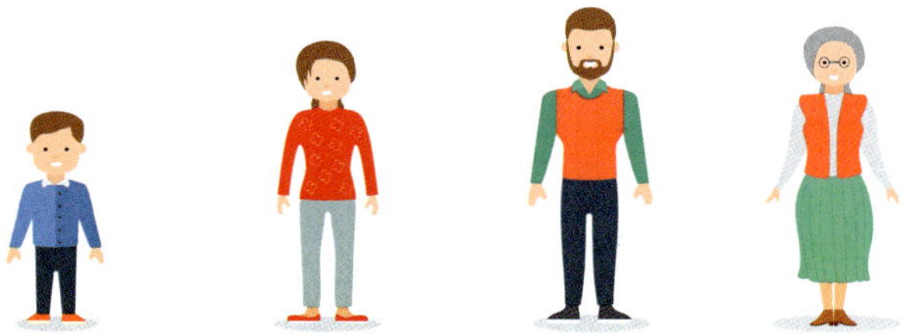

Alter:	6–13	14–17	18–64	≥ 65
Schlafdauer in Stunden:	9–11	8–10	7	5–6

Ideale Schlafdauer nach Altersgruppen

der Chronobiologie fand heraus, dass Menschen, die ihrem eigenen Rhythmus überlassen wurden, nachmittags noch mal eine kleine Schlafeinheit einbauten. Der Mittagsschlaf habe außerdem, so die Studie, eindeutige gesundheitliche Vorteile wie eine verbesserte Regulation des Blutdrucks und eine Steigerung der Produktivität. Wenn der Mittagsschlaf allerdings nur eine Gewohnheit ist, solltest du diese einmal überdenken. Vor allem dann, wenn dein Nachtschlaf durch den Mittagsschlaf gestört wird. Wenn wir ein gewisses Alter erreichen, kann Mittagsschlaf zu einer Belastung werden: Er beeinflusst unseren Rhythmus, wodurch wir Schlafprobleme bekommen. Manche meiner Patienten bewegen sich tagsüber zu wenig, werden nachmittags müde, legen sich dann schlafen und können nachts nicht mehr einschlafen. Der Nachtschlaf ist dann weniger erholsam, und der Teufelskreis geht am nächsten Morgen wieder los.

Deshalb ist der Umgang mit Schlaf eine wichtige Routine für diesen Lebensabschnitt. Im Folgenden findest du eine Reihe von Tipps, die du – oder das jeweilige Familienmitglied – beachten solltest.

1. Wenn eine Pause wirklich notwendig ist, dann solltest du sie einlegen, aber achte darauf, dass sie nicht länger als 30 Minuten dauert, um zu verhindern, in die Tiefschlafphase zu kommen.
2. Vermeide es, mittags im Bett zu schlafen. Das vermittelt deinem Körper ein falsches Signal und kann dazu führen, dass das Schlafzimmer nicht mehr als alleiniger Ort des Nachtschlafes angesehen wird.
3. Verdunkle nicht den Raum! Dunkelheit ist für unser Gehirn ein Signal, Melatonin auszuschütten. Melatonin ist dafür zuständig, uns müde zu machen. Es wechselt sich am Morgen mit Cortisol ab, das uns wach macht und fit in den Tag starten lässt. Wenn wir mittags im Dunkeln schlafen, wird Melatonin ausgeschüttet, was dazu führen kann, dass wir später am Abend nicht mehr gut einschlafen können.
4. Du kannst bei Müdigkeit auch einen Spaziergang machen. Wenn wir Zeit im Freien verbringen, führt das zu einer vermehrten Aufnahme von Tageslicht, was zu einer Verbesserung des Tag-Nacht-Rhythmus beiträgt.
5. Betreibe deine individuelle Schlafhygiene. Eigne dir also ein Verhalten an, das dir dabei hilft, deinen Schlaf erholsamer und gesünder zu gestalten und Schlafstörungen vorzubeugen. Zur Schlafhygiene gehören Aspekte wie das Erschaffen einer ruhigen Schlafatmosphäre ohne Fernseher oder Telefon, die

Anpassung der Schlafzimmertemperatur auf circa 18 Grad Celsius oder auch das Einhalten fester Schlafenszeiten sowie einer abendlichen Routine.

Abendliche Routinen zeigen deinem Körper, dass es Zeit ist, zur Ruhe zu kommen und zu entspannen. Deine Abendroutine sollte eine oder eine halbe Stunde vor dem Schlafengehen beginnen. Du kannst mit der Reinigung deines Körpers beginnen und mit einer kurzen Meditation abschließen. Du kannst ein Dankbarkeitstagebuch führen oder jeden Abend noch ein paar Seiten in einem Buch lesen. Außerdem können ätherische Öle zur Schlafförderung eingesetzt werden. Hier sind vor allem Melisse oder Lavendel zu nennen. Vor allem im höheren Alter ist die Schlafhygiene wichtig, um die Qualität deines Schlafes zu verbessern. Ab circa 65 Jahren schlafen wir im Schnitt nur noch fünf bis sechs Stunden. Wenn diese nicht erholsam sind, hat unser Körper keine Zeit, sich gut zu regenerieren, und wird nicht leistungsfähig sein. Auch das Immunsystem leidet unter dem Mangel an Schlaf und Ruhe.

Neben dem Schlaf ist Bewegung das A und O, und das eigentlich in jedem Alter. Im höheren Alter kommt der Bewegung allerdings eine besondere Bedeutung zu, weil die richtige Bewegung Knochen und Muskeln stärkt, vor Osteoporose schützt und auch die mentalen Fähigkeiten stärkt. Regelmäßige Bewegung im Alltag bedeutet nicht, dass du mit 65 Jahren ein übertriebenes Intervalltraining absolvieren musst. Auch Fahrradfahren, schnelles Spazierengehen, Yoga oder Schwimmen gehören dazu. Alles, was sich für dich und deinen Körper gut anfühlt, ist erlaubt. Diese Bewegung führt langfristig zu einem stärkeren Körper und verbessert Gleichgewicht und Koordination. All diese Aspekte sind wichtig für ein selbstbestimmtes und eigenständiges Leben bis ins hohe Alter. Durch körperliche Betätigung zwei- bis fünfmal die Woche für mindestens 30 Minuten unterstützt du dein Herz-Kreislauf-System und senkst nachweislich das Risiko für Diabetes, Osteoporose und Krebs. Durch Bewegung bleiben wir mobil, das bedeutet auch, dass wir in Kontakt bleiben. Vereinsamung ist einer der größten Risikofaktoren für das Entstehen von Krankheiten im Alter. Viele Menschen verlieren den Kontakt zu anderen. Dabei geht es weniger um Angehörige als vielmehr um Freunde in der Umgebung, Menschen, mit denen man viele Jahre verbracht hat. Es ist in keinem Alter zu spät, Freundschaften zu pflegen.

Hast du dich heute schon bewegt? Lege jetzt eine kurze Pause ein und setze dich in Bewegung!

Bist du zurück aus deiner Pause? Dann möchte ich dir einen letzten Tipp geben, um auch im Alter gesund zu bleiben. Mit all dem, was ich dir hier vermittelt habe, versuchen wir, dem anwachsenden Vata entgegenzuwirken. Du kannst dies ayurvedisch richtig gut mit Ölmassagen unterstützen. Sie stimulieren die Blutzirkulation, führen zu einer natürlichen Lymphdrainage und reduzieren Wasseransammlungen. Außerdem beruhigt eine solche Massage den Geist, man kommt wieder ins Gleichgewicht. Die Ölmassage kannst du ganz einfach jeden oder jeden zweiten Abend selbst durchführen. Du beginnst mit den Extremitäten und reibst das vorgewärmte Öl langsam und sanft von der Körpermitte aus nach außen. Diese Massagetechnik nennt sich »Anuloma« und wirkt harmonisierend und beruhigend. Wenn du mit Beinen und Armen fertig bist, streichst du deinen Bauch in der Richtung der Verdauung aus. Den Rücken erreicht man selbst immer am schlechtesten, vielleicht kannst du dir einmal im Monat eine professionelle ayurvedische Ölmassage gönnen. Als Basisöl bietet sich Sesamöl an, um Vata zu reduzieren. Es gibt aber auch spezielle Vata-reduzierende Öle, die vor allem auch bei Erkrankungen wie Arthrose eingesetzt werden können. Lass dich hierfür im Fachhandel beraten.

Die wichtigsten Fakten für das höhere Lebensalter

- Der letzte Lebensabschnitt ist von Vata geprägt.
- Durch Kapha-Stärkung wird der Körper vor der katabolen Vata-Wirkung geschützt.
- Ein Wechselspiel aus Ruhe und Bewegung ist sehr wichtig.
- Regelmäßigkeit sollte weiterhin ein starker Bestandteil des Lebens sein.

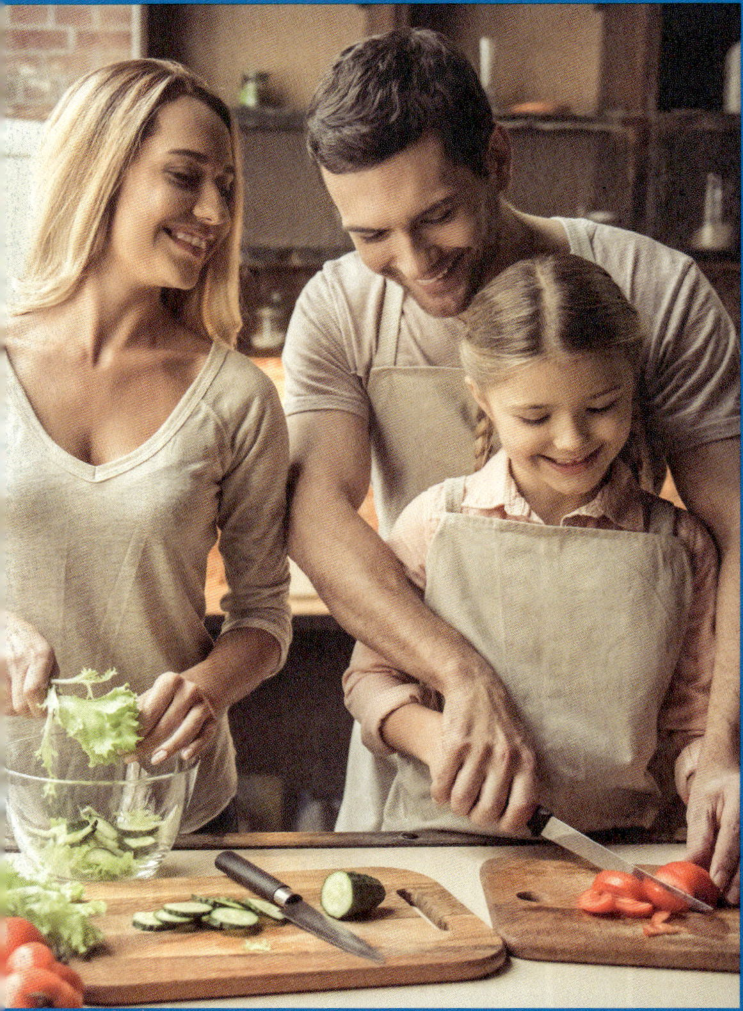
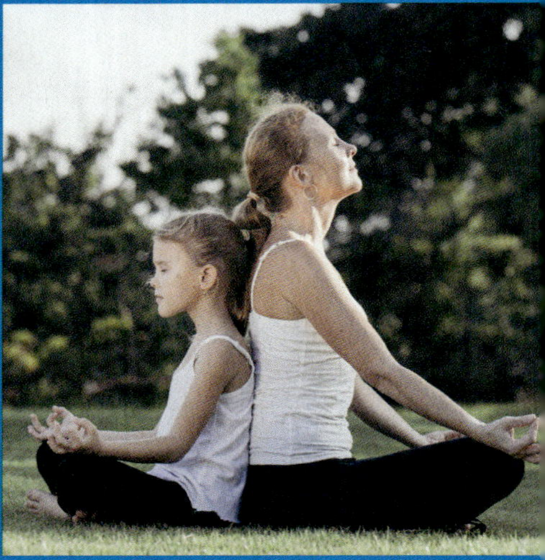
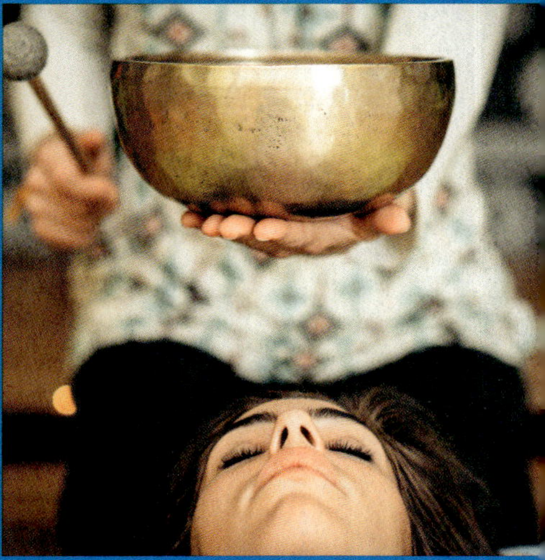

3

Ayurveda im Familienalltag

Du hast in den letzten beiden Kapiteln viel über dich und deine Familienmitglieder gelernt. Du weißt, worauf du grundsätzlich bei der Ernährung oder im Umgang mit den einzelnen Konstitutionen achten solltest. Du weißt auch, wo unter Umständen Konflikte entstehen können, und hast Tipps zu ihrer Lösung erfahren. Jetzt ist es an der Zeit, Ayurveda in deinen Familienalltag zu integrieren. Theorie ist schön und gut, doch wenn sie nicht ihren Weg in die Praxis findet, ist sie nutzlos.

Ayurvedische Ernährung für die ganze Familie

Dieses Kapitel habe ich so praxisnah gestaltet wie nur irgend möglich! Denn ich möchte, dass du in die Umsetzung kommst. Ernährung ist sehr wertvoll und kann uns dabei unterstützen, unser Leben in Gesundheit und Zufriedenheit zu leben. Körper und Geist profitieren gleichermaßen davon. Du kannst stolz auf dich sein, dass du schon so weit gekommen bist! Nicht nur mit diesem Buch, sondern auch in deinem Leben und in deinem Denken. Denn inzwischen hast du dich aktiv dazu entschieden, deiner Familie und dir etwas Gutes zu tun und die Ernährung und den Lebensstil etwas zu optimieren. Im letzten Kapitel nehme ich dich also an die Hand und zeige dir meine Lieblingstools zur Umsetzung.

Eine der Fragen, die meine Ayurveda-Kunden mir am häufigsten stellen, lautet: »Muss ich für die einzelnen Konstitutionstypen verschiedene Gerichte kochen?« Die Antwort ist ein ganz klares Nein! Ich zeige dir, wie du die ayurvedische Ernährung ganz unbemerkt auf jeden Teller schmuggeln kannst und gleichzeitig ein Gleichgewicht für alle Doshas herstellst. Das Zauberwort heißt »Tridosha-Gerichte«. Aber dazu kommen wir später noch.

Planung ist die halbe Miete

Was vor dem Kochen und vor dem Essen kommt, ist die Planung und Vorbereitung. Es gibt verschiedene Plantypen. Kapha-Typen planen oft jedes Detail, schaffen es dann aber nicht einzukaufen oder sind schließlich doch zu erschöpft, um ein neues Rezept auszuprobieren. Vata-Typen haben kreative Ideen, doch die Umsetzung bereitet ihnen Probleme, und Pitta möchte eigentlich gar nicht planen, sondern sofort essen. Wenn du weißt, zu welchem Typ du selbst gehörst, kannst du hier als Erstes ansetzen. Denn Planung ist die halbe Miete. Der Familienalltag ist oft unvorhersehbar, sodass gesunde Ernährung manchmal in Stress ausarten kann. Einkaufen, vorbereiten, Kinder abholen, Haushalt machen und vieles mehr bricht über einen herein, wenn man sich vorher keine Gedanken darüber gemacht hat. Durch Planung sparst du Zeit und Nerven und kannst dich auf das Wesentliche konzentrieren.

Beginne mit dem Istzustand. Schau dir einmal an, wie deine Tage aktuell verlaufen. Gehe einfach mal eine typische Woche in deinem Familienalltag durch. Stelle dir hierbei folgende Fragen:

- Was machst du im Einzelnen von morgens bis abends?
- Hast du Abläufe, die sich immer wiederholen? Und wenn ja, welche?
- Welche Mahlzeiten werden in der Familie gemeinsam eingenommen?
- Wann werden die gemeinsamen Mahlzeiten eingenommen?
- Um welche Mahlzeiten kümmerst du dich?
- Wie oft gehst du in der Woche einkaufen?

Frage dich dann:

- Welche Probleme fallen dir auf?
- Wo verlierst du sehr viel Zeit? Wo kannst du Zeit sparen?
- Was möchtest du gerne optimieren?
- Wie möchtest du deine Zeit eigentlich nutzen?

Wir verlieren oft wichtige Zeit, wenn wir der Planung zu wenig Gewicht zukommen lassen. Diese Zeit könntest du für dich selbst, aber auch für deine Familie nutzen. Deshalb ist es so wichtig, einen Überblick darüber zu bekommen, wie du deine Zeit eigentlich verbringst und wie du sie in Zukunft nutzen möchtest. Dabei geht es nicht darum, dich zu optimieren. Es geht auch nicht darum, im Alltag leistungsfähiger zu werden. Super-Mama oder Super-Papa sind wir allein dadurch, dass wir unseren Kindern Liebe, Aufmerksamkeit und Zuwendung schenken. Aber ich höre oft, dass es kompliziert oder anstrengend ist, Ayurveda in den Alltag zu integrieren. Dabei ist eine ayurvedische Ernährungsform nicht anstrengender als jede andere gesunde Ernährung, bei der man frisch kocht. Die Umstellung mag zunächst ungewohnt sein und bedarf sicherlich ein wenig Zeit. Aber genau deshalb ist es so wichtig, genaue Ziele zu definieren und Planung zu etwas ganz Alltäglichem werden zu lassen. Sowohl im Ayurveda als auch nach der Schulmedizin ist es natürlich das Beste, jeden Tag jede Mahlzeit frisch zuzubereiten. Das ist aber manchmal einfach nicht zu verwirklichen. Setze dir deswegen ein realistisches Ziel.

Kochen und Essen sollen emotional nicht mit Stress assoziiert sein, sondern etwas Schönes und Wertvolles bleiben. Wir essen nicht nur, um satt zu werden, sondern wir essen, um unseren Körper zu nähren, um ihm Energie für den Tag zu schenken, um uns selbst etwas Gutes zu tun. Wenn du es also ganz realistisch gesehen nicht schaffst, jede Mahlzeit an jedem Tag in der Woche frisch zuzubereiten, dann ist das kein Weltuntergang. Definiere jetzt dein Ziel. Wie viele Mahlzeiten in der Woche oder pro Tag möchtest du und – vor allem – kannst du frisch zubereiten? Werte dich deswegen nicht ab, sondern freue dich über die Anzahl der Mahlzeiten, die frisch auf den Tisch kommen. Für die Tage, an denen du einfach keine Zeit hast, frisch zu kochen, kannst du zum Beispiel am Vortag mehr kochen und die benötigten Portionen sofort zur Seite stellen. Du solltest die Speisen vom Vortag am besten im Topf erneut erwärmen, statt die Mikrowelle zu nutzen.

Beginnen wir also mit der Planung der Mahlzeiten. Definiere zunächst den Zeitraum, für den du vorplanen möchtest. Ich empfehle dir, deine Mahlzeiten wöchentlich zu planen. Um deine Familie dabei zu integrieren, könnt ihr euch zum Beispiel samstagmorgens zusammensetzen und einen gemeinsamen Essensplan für die Woche schmieden. Um es noch einfacher zu machen, könnte auch jedes Familienmitglied für einen Tag der Woche die Mahlzeit festlegen oder sogar auch kochen. Wichtig ist, dass an einem bestimmten Tag klar ist, was es in der nächsten Woche zu essen gibt. Gemeinsam erstellt ihr dann eine Einkaufsliste, um die Einkäufe für die Woche zu besorgen. Die Planung kann zum Beispiel mit einem gemeinsamen Frühstück kombiniert werden. So hast du einen entspannten Vormittag mit deiner Familie, musst dir keine Gedanken mehr darum machen, was du die Woche über kochen sollst, und musst nur an einem Tag Zeit zum Einkaufen investieren. Natürlich musst du es nicht so machen. Aber eine strukturierte Planung kann dir helfen, mehr Zeit für andere Aktivitäten zu haben. Vor allem, wenn du berufstätig bist. Im Ayurveda gilt als die gesündeste Mahlzeit die, die du frisch zubereitest. Wenn du bis abends arbeitest, ist es natürlich schwer, jede Mahlzeit frisch zu kochen. Sollten deine Kinder schon etwas älter sein, können auch sie sich an dem Wochenplan orientieren und selbst etwas kochen. So werden Planungsfähigkeiten, Verantwortung und Kochkünste gleichermaßen gestärkt.

Ich habe einen Wochenplan konzipiert, den du einfach kopieren und dann immer wieder verwenden kannst (siehe Seite 202). Hänge ihn zum Beispiel an den Kühlschrank oder lege ihn an einen anderen Ort, sodass Wünsche jederzeit eingetragen werden können. Hast du Sorge, dass am Ende nur ungesunde Sachen darauf zu finden sin? Ich weiß, wie schwer es sein kann, neue Rezepte innerhalb der Familie beliebt zu machen. Dadurch, dass jeder einen Tag oder eine Mahlzeit selbst bestimmen darf, hast du jedoch Zeit, deine Familie an neue Rezepte oder Ernährungswege zu gewöhnen. Und glaub mir, ich habe ein paar richtig gute ayurvedische Rezepte für dich vorbereitet, die deine Familie lieben wird.

Wie du siehst, verfügt der Wochenplan über die Spalte »Besonderheiten«. Hier könnt ihr Feiertage oder Geburtstage eintragen, aber auch, ob jemand zu Besuch kommt oder eines der Familienmitglieder nicht beim gemeinsamen Essen dabei ist. Durch die wöchentliche Planung der Mahlzeiten können auch Geburtstage oder andere Familienfeiern einbezogen werden. In unserer Familie ist es mittlerweile so, dass für solche Gelegenheiten jeder eine Kleinigkeit kocht, sodass wir ein Büffet haben, bei dem für jeden Geschmack etwas dabei ist.

Neben dem wöchentlichen Einkauf frischer Lebensmittel bietet es sich an, bestimmte Dinge vorrätig zu haben. Du kannst zum Beispiel am Anfang des Monats einmal einkaufen gehen, um nur die Vorräte aufzufüllen. In der Einkaufsliste auf Seite 204 habe ich dir alle Lebensmittel aufgelistet, die in keinem ayurvedischen Haushalt fehlen sollten. Diese Lebensmittel sind deine Grundlagen, die du auf Vorrat kaufen kannst, damit du sie immer parat hast. Denn stell dir mal vor, dein Vata-Teenie bringt spontan Freunde zum Essen mit nach Hause. Jedes Mal abzusagen, nur weil man das Essen eine Woche vorher geplant hat, ist da keine Lösung. Deshalb ist es gut, die wichtigsten Lebensmittel, die sich auch lange halten, wie Reis oder Dal, für den Notfall zu Hause zu haben. Für deine Lieblings-Basics ist natürlich auch Platz.

Gemeinsamkeiten finden

Manchmal ist es gar nicht so einfach, innerhalb der Familie den Geschmack eines jeden zu treffen. Auch die Termine der unterschiedlichen Familienmitglieder unter einen Hut zu bekommen und das mit gemeinsamen Mahlzeiten zu vereinbaren, kann kompliziert werden. Darum ist es umso wichtiger, dass die Planung gemeinsam stattfindet. Wenn jedes Familienmitglied Raum und Zeit bekommt, um seine Wünsche und Pläne für die kommende Woche zu äußern, fühlt sich keiner übergangen. Es ist darum wichtig abzuklären, welche Vorlieben die Familienmitglieder haben, aber auch, darüber zu sprechen, was sie auf keinen Fall essen möchten. Das bedeutet nicht, dass man sich gegen jede Veränderung sperren sollte. Ihr könnt zum Beispiel einen Tag der Woche dafür einplanen, neue Rezepte auszuprobieren. Die Familie entscheidet dann gemeinsam, ob das Gericht gut oder schlecht abgeschnitten hat und in den Mahlzeitenkanon aufgenommen werden darf.

Warum ist es überhaupt wichtig, als Familie zusammenzukommen und gemeinsam zu essen? Zunächst fördert gemeinsames Essen die Zusammengehörigkeit. Man fühlt sich mit den anderen am Tisch verbunden. Wenn die Kinder älter werden und beginnen, ihr eigenes Leben zu führen, kann es passieren, dass dieses Zusammenkommen in den Hintergrund tritt. Grundsätzlich ist das kein Beinbruch, denn Abnabelung ist ein wichtiger Schritt. Durch die gemeinsame Zeit und die gemeinsame Essensaufnahme wird aber Essen wieder zu etwas Besonderem, das man bewusster genießt. Unserer Nahrung wird durch die gemeinsame Aufnahme ein höherer Stellenwert zuteil. Außerdem ist es erwiesen, dass Familien, die zusammen essen, gesünder leben. Laut einer Studie der Universität von Illinois wird beim gemeinsamen Essen mehr Obst und Gemüse und generell gesündere Nahrung aufgenommen, während der Griff zu Ungesundem seltener wird. Dadurch sinkt das Risiko für Übergewicht bei Kindern wie auch Erwachsenen. Das gemeinsame Essen hat noch mehr gesundheitliche Vorteile. Beispielsweise beugt es Essstörungen vor, wie eine Studie der Universität von Minnesota herausfand. Gemeinsames Essen hat auch über die Grenzen von Familie hinaus positive Effekte. Ein Forscherteam der Cornell University hat anhand einer Untersuchung von Feuerwehrteams herausgefunden, dass der Zusammenhalt und die Zusammenarbeit von Arbeitskollegen verbessert wird, wenn sie zusammen zu Mittag essen.

Bei der gemeinsamen Gestaltung von Mahlzeiten sind auch die offene Kommunikation und die Akzeptanz verschiedener Interessen wichtig. Natürlich hat jeder andere Vorlieben, was Nahrung anbelangt. Es kann aber auch sein, dass verschiedene Überzeugungen in einer Familie dominieren, aus denen Kinder mit wachsendem Alter ausbrechen. Für meine Familie war es durchaus eine kleine Umstellung, als ich erklärte, dass ich mich ab jetzt vegan ernähren möchte. Natürlich kann man innerhalb der Familie über die Vor- und Nachteile diskutieren. Aber Kinder haben nun mal ihren eigenen Kopf. Sie dürfen Dinge anders betrachten, als die Eltern es tun. Verurteilungen oder Vorwürfe bringen hier niemanden weiter. Aber auch verschiedene Überzeugungen können unter einen Hut gebracht werden, wenn wir darüber offen diskutieren. Wir sollten uns jedoch vom Perfektionismus verabschieden. Vermutlich werden wie nie alle vollständig zufriedenstellen können – die eine mag das nicht, der andere mag dies nicht. Aber wir können Raum schaffen, um Neues auszuprobieren, jedem die Chance bieten, an der Planung teilzuhaben, und so etwas finden, mit dem alle sich anfreunden können.

Verschiedene Doshas, ein Rezept

Wie dir sicherlich schon aufgefallen ist, möchte ich dir dabei helfen, wichtige Zeit zu sparen und trotzdem eine ausgewogene und gesunde Ernährung zu gewährleisten. Ich habe dir ja schon weiter oben erklärt, dass wir Rezepte so gestalten können, dass alle Konstitutionstypen dadurch ins Gleichgewicht gebracht werden. So weit die Theorie! Jeder Mensch ist individuell, und auch, wenn dir die Konstitutionen eine gewisse Sicherheit (vor allem am Anfang) bieten, kann es dennoch sein, dass ein Kapha-Typ doch keine Hülsenfrüchte verträgt oder ein Pitta-Typ keine Lust auf Kokos hat. Deshalb heißt es beim Kochen so schön: Probieren geht über Studieren! Wenn du mit deiner Familie die verschiedenen Rezepte planst, probiere wirklich einmal herum. Nach der Woche könnt ihr dann gemeinsam Revue passieren lassen, welche Mahlzeiten gut funktioniert haben und welche eher nicht. Jeder teilt mit, wie es ihm nach der Mahlzeit ging, ob er sich müde oder wach fühlte, ob er Probleme mit der Verdauung hatte oder nicht. Denn auch das ist ein wichtiges Thema, das oft in der Familie mit Scham behaftet ist. Es ist jedoch wichtig, über seine Verdauung zu sprechen, damit man als Elternteil merkt, wenn etwas schiefläuft. Es gibt Kinder oder Jugendliche, die ständig mit Verdauungsproblemen zu kämpfen haben, sich aber nicht trauen, sich ihrer Familie mitzuteilen. Versuche, das Thema Verdauung zu enttabuisieren.

Als ich mir Gedanken über meine Rezeptauswahl gemacht habe, waren vier Faktoren besonders wichtig für mich. Ich wollte Rezepte zusammenstellen, die leicht an die verschiedenen Konstitutionen angepasst werden können oder sogar für alle Konstitutionen gleichermaßen von Vorteil sind. Sie sollten schnell und unkompliziert sein. Außerdem wollte ich dir zeigen, wie du durch die Verwendung von bestimmten Gewürzmischungen jedes Gericht in Sekundenschnelle und ohne viel Aufwand »ayurvedisieren« kannst. Ich habe unter anderem typische Familienrezepte rausgesucht, die ich ayurvedisch interpretiere, sodass auf den ersten Blick keiner merkt, dass es sich um ein ayurvedisches Gericht handelt.

Frühstück für die ganze Familie

Die erste Mahlzeit des Tages findet unter der Woche oft nicht gemeinsam statt. Trotzdem brauchen Kinder eine Kleinigkeit vor und in der Schule, um sich in der Schule gut konzentrieren zu können. Auch für viele Erwachsene ist eine Mahlzeit vor der Arbeit sinnvoll und während der Arbeit zusätzlich ein kleiner Snack. An Wochenenden wird in der Familie dann oft gemeinsam gegessen. Das Porridge und die Brotaufstriche sind schnell gemacht und können auch mit in die Schule und zur Arbeit genommen werden. Die Pfannkuchen sowie das vegane Rührei bieten sich für ein gemütliches Frühstück zu Hause an.

Ayurvedisches veganes Rührei

Für 4 Personen 10 Minuten

Ayurvedische Ernährung ist nicht gleichzusetzen mit veganem Essen. Trotzdem werden tierische Lebensmittel im Ayurveda nicht sehr oft gegessen. Die ayurvedische Ernährung ist eher als pflanzenbasiert. Fleisch, Fisch und Ei gelten im Ayurveda als Lebensmittel der Tamas-Qualität. Deshalb stelle ich dir hier eine vegane Frühstücksalternative vor.

400 g Tofu Natur
1 kleine Zwiebel
4 EL Pflanzenöl
1 TL Hefeflocken
1 TL Kala Namak
1 TL Currypulver
1 TL Korianderpulver
¼ TL Kurkumapulver
1 Prise Cayennepfeffer
½ TL schwarzer Pfeffer
8 EL Sojajoghurt
Frischer Schnittlauch

1. Zerkleinere den Tofu mit den Händen und schneide die Zwiebel ganz fein.
2. Erhitze das Öl in einer Pfanne und brate Zwiebeln und Tofu leicht goldbraun an. Schalte den Herd dann auf eine niedrige Stufe. Mische die Hefeflocken, die Gewürze und den Sojajoghurt in einer kleinen Schüssel.
3. Gib dann den Joghurt zum Tofu in die Pfanne und lass beides unter Rühren etwa 3 Minuten anbraten.
4. Schneide den Schnittlauch in kleine Stücke und streue ihn über das ayurvedische Rührei.

Tipp

Vata-Typen sollten aufgrund der blähenden Wirkung von Zwiebeln aufpassen. Probiere es einfach aus und schau, wie du dich nach dem Essen fühlst. Fühlst du dich aufgebläht, lass die Zwiebeln einfach weg.

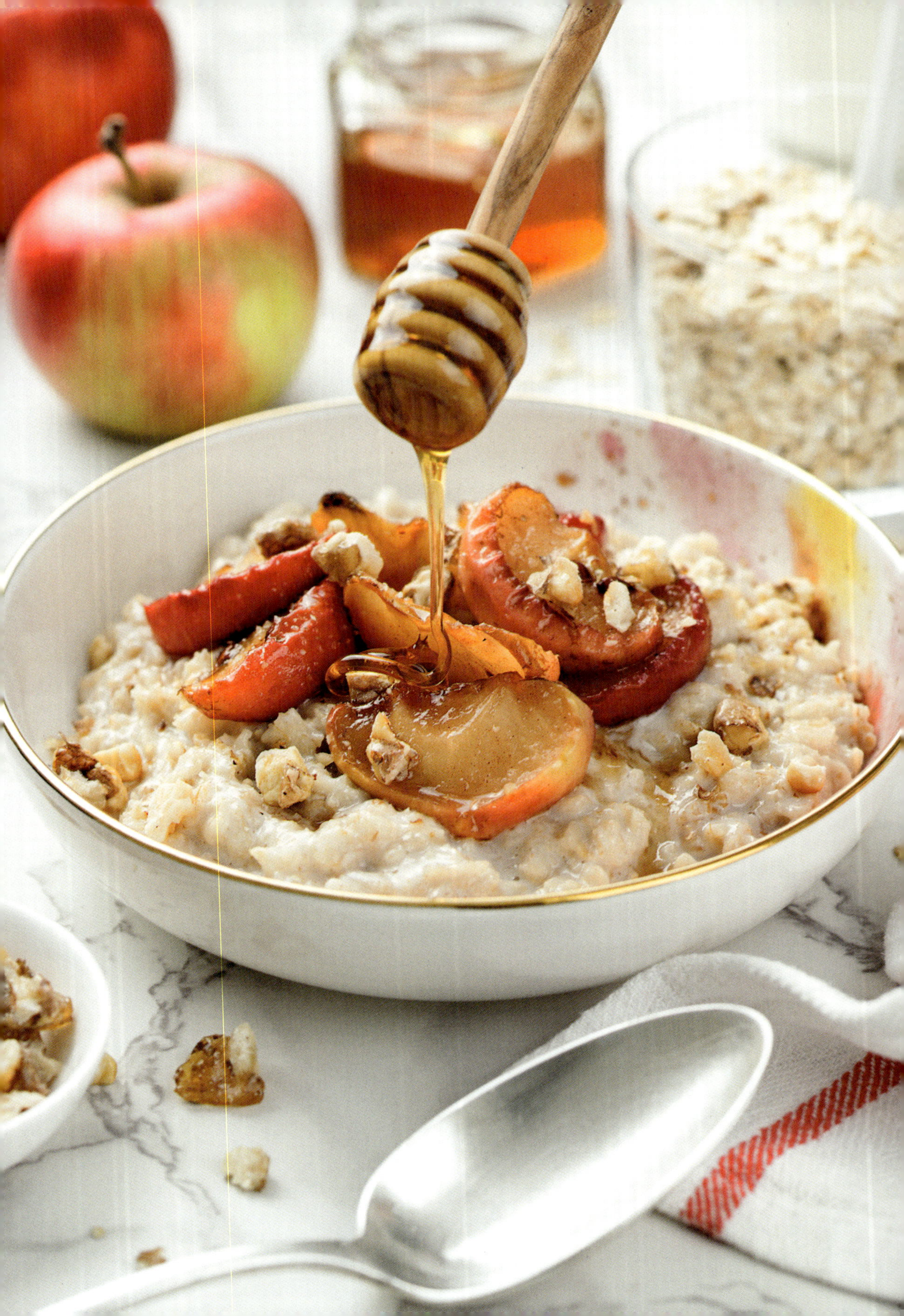

Porridge

Für 1 Person · 15 Minuten

Porridge ist ein absoluter Ayurveda-Klassiker und darf in keiner Rezeptsammlung fehlen. Es ist supersimpel zuzubereiten und braucht wirklich nicht lange. Außerdem kann man mit einem Rezept alle zufriedenstellen. Du kannst bei den Früchten variieren und auch mal Beeren nehmen oder mit den Gewürzmischungen spielen. Probiere einfach spielerisch aus.

3 EL Haferflocken
1 EL Leinsamen
½ TL Zimt
½ TL Kurkumapulver
¼ TL Ingwerpulver
¼ TL Kardamompulver
1 Handvoll Mandeln
250 ml Hafermilch
1 Apfel
1 EL Kokosöl
1 Handvoll Rosinen
Kokosblütenzucker nach Bedarf
Samen, Kerne, Honig nach Belieben

1. Gib die Haferflocken und die Leinsamen mit den Gewürzen und den Mandeln in einen kleinen Topf und gieße die Milch darüber. Lass alles gemeinsam aufkochen und bei kleiner Hitze köcheln. Rühre zwischenzeitig mehrfach um, damit die Masse nicht ansetzt.
2. Schneide den Apfel in kleine Stück. Erwärme in einem zweiten Topf das Kokosöl. Dünste den Apfel und die Rosinen darin an und gib nach Belieben Kokosblütenzucker hinzu. Wenn der Apfel schön weich ist, kannst du ihn unter das Porridge heben.
3. Nimm das Porridge vom Herd und fülle es bei Bedarf in einen Thermobehälter für Essen, um es später warm verzehren zu können. Du kannst es nach Belieben mit Samen und Kernen oder einem Klecks Honig versehen.

Tipp

Wenn du kein Haferflockenfan bist, kannst du auch Quinoa oder Buchweizen nehmen. Die Menge bleibt dabei pro Person gleich. Äpfel sind vor allem für Vata und Pitta geeignet. Für Vata-Typen eignen sich Datteln besser als Rosinen.

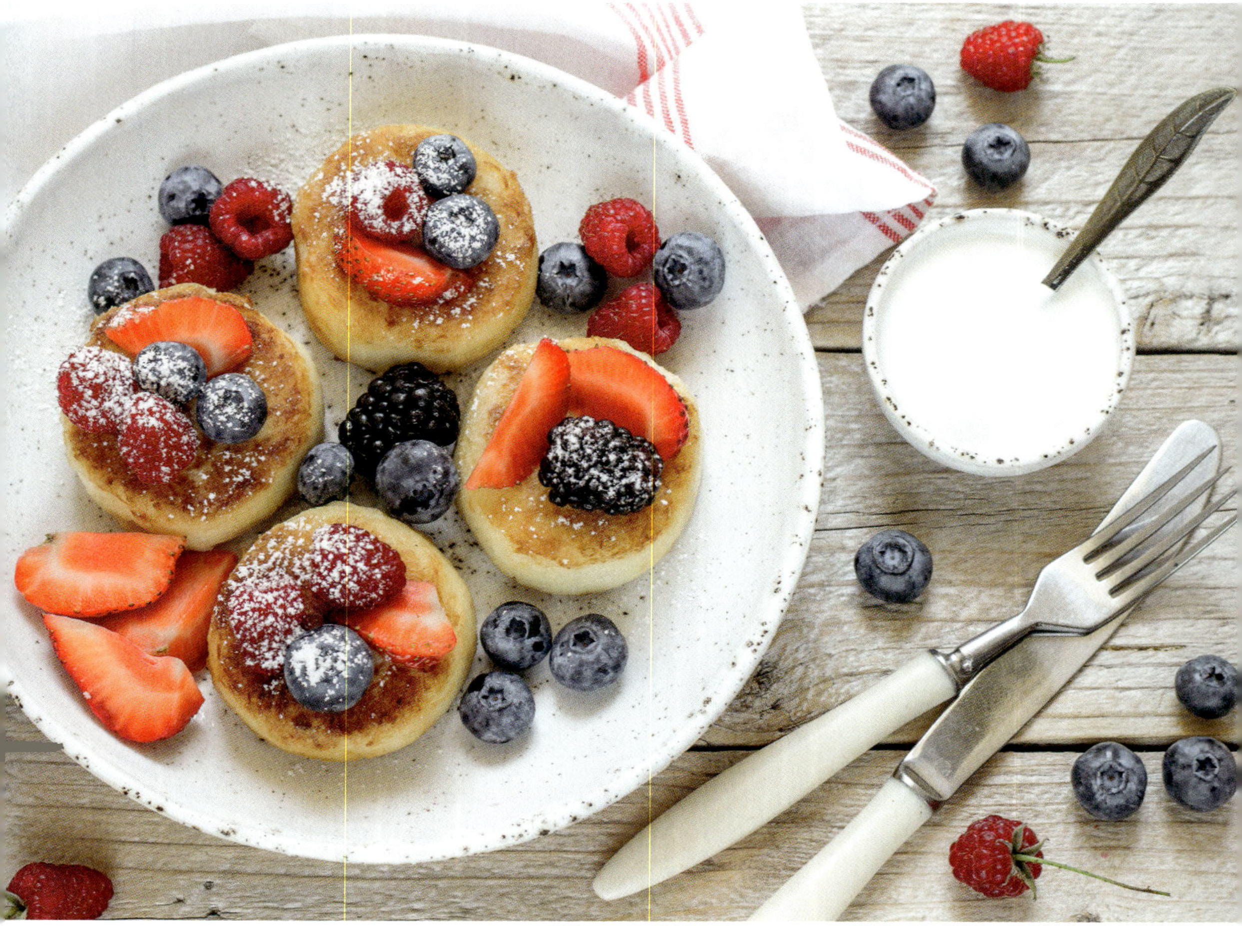

Bananen-Pfannkuchen mit frischen Beeren

Für 1 Person   20 Minuten

Beeren gehören zu den besten Antioxidantienlieferanten, die uns die Natur bietet. Und zudem kenne ich nur wenige Kinder, die keine Pfannkuchen mögen. Deshalb ist die Kombination von beidem eines meiner Top-10-Rezepte, die ich jeder Familie empfehlen kann. Was das Mehl für die Pfannkuchen angeht, kann man richtig kreativ werden: Dinkel-, Hafer- oder auch Buchweizenmehl dürfen nach Belieben zum Einsatz kommen.

1 reife Banane
40 g Haferflocken
40 g Mehl
1 Messerspitze Natron
1 TL Zitronensaft
50 ml Hafermilch
½ TL Kardamom
½ TL Zimt
1 Päckchen Weinsteinbackpulver
1 TL Kokosöl
1 Handvoll Beeren nach Geschmack
Honig nach Belieben

1. Gib alle Zutaten bis auf das Backpulver, das Kokosöl und die Beeren in einen Mixer. Du kannst den Teig auch selbst rühren, aber durch die zusätzliche Luft, die beim Mixen dem Teig beigemischt wird, werden die Pancakes etwas luftiger.
2. Gieße die Masse in eine Schüssel und rühre per Hand das Backpulver unter. Gib das Kokosöl in die Pfanne und lass es bei maximaler Hitze warm werden. Reduziere dann die Hitze etwas und gib den Teig löffelweise in die Pfanne.
3. Brate die Pfannkuchen goldbraun von beiden Seiten. Wasche die Beeren und garniere die Pfannkuchen mit den Beeren auf einem Teller. Wenn du möchtest, kannst du sie mit Honig betropfen.

Tipp

Vata kann Probleme mit frischem Obst bekommen. Wenn sich Luft im Bauch breitmacht, kann das Obst auch mit in den Teig vermischt und mitgegart werden, so wird es leichter verdaulich. Vata-Typen dürfen die Pfannkuchen auch gerne mit Nussmus toppen, um der Trockenheit entgegenzuwirken.

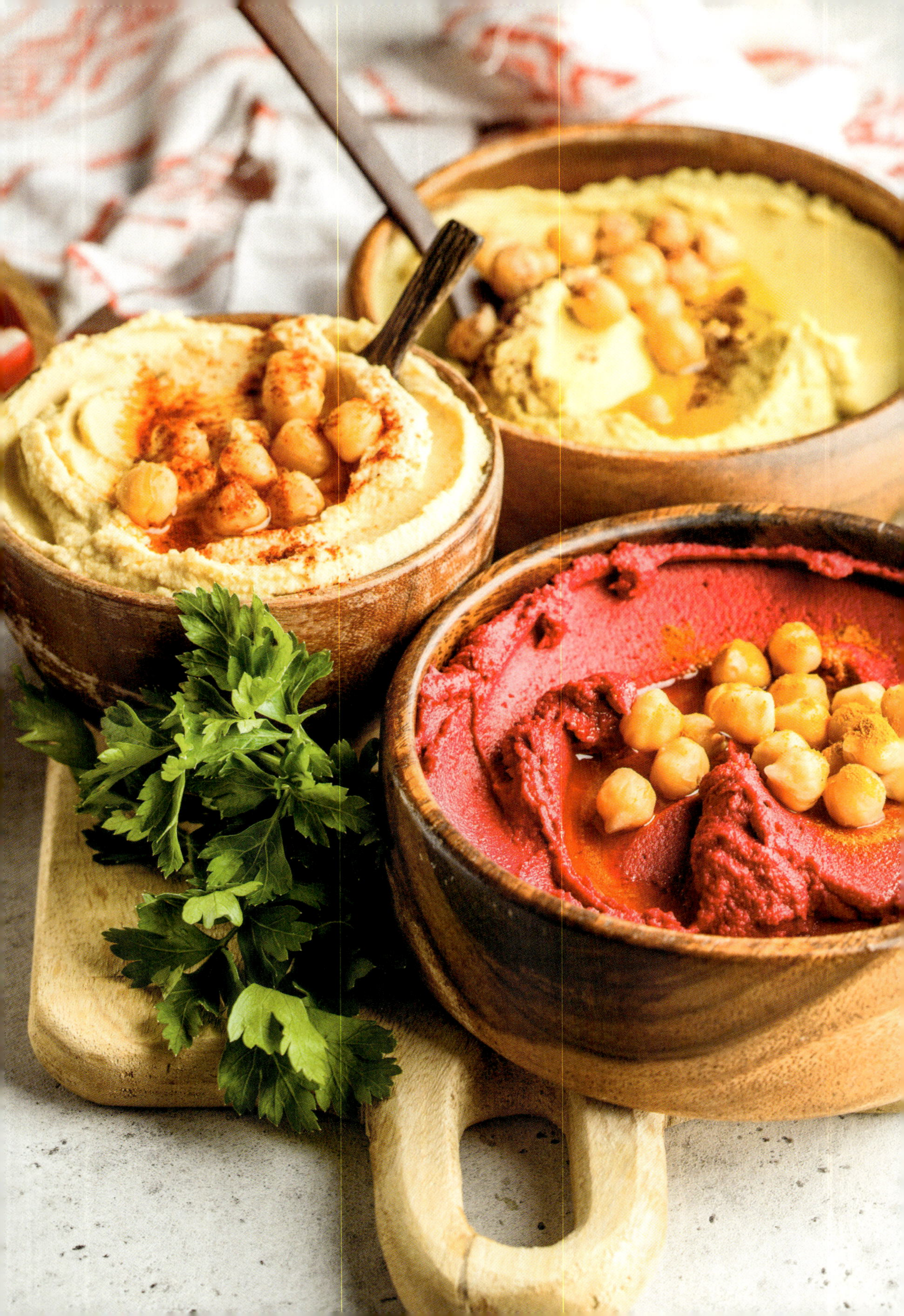

Brotaufstriche für die ganze Familie

Für je 1 kleines Glas · je 10 Minuten

An einem entspannten Sonntagmorgen gibt es doch nichts Schöneres als gemeinsam zu frühstücken. Aber auch wenn du mal wenig Zeit hast und den Kindern ein Brot in die Schule oder dir eines für die Arbeit mitgeben möchtest, sind diese Aufstriche für jedes Familienmitglied ein Hit. Brot ist im Ayurveda nicht so gern gesehen, in Deutschland ist es aber eines unserer Grundnahrungsmittel. Um es gut verdaulich zu machen, solltest du es vorher im Backofen anrösten und die Aufstriche mit Gewürzen verfeinern.

Dattel-Cashew-Creme:
1 Handvoll Datteln
1 Handvoll Cashews
½ TL Zimt

Rote-Bete-Hummus:
2 EL natives Olivenöl extra
2 EL Tahini
2 kleine rote Bete, gekocht und geschält
220 g Kichererbsen, gekocht und abgetropft
1–2 EL Zitronensaft
½ TL Schale einer Bio-Zitrone
½ TL Salz
½ TL schwarzer Pfeffer
¼ TL Ajowan
1 TL Kreuzkümmel
1 TL Koriander
¼ TL Ingwerpulver

Avocadocreme:
1 reife Avocado
Saft einer ½ Zitrone
1 TL der italienischen Gewürzmischung (S. 147)

1 Gib für jede Creme alle Zutaten in einen Hochleistungsmixer, und im Handumdrehen ist der Aufstrich fertig!

2 Beim Hummus ist es besser, erst das Öl und die Tahini mit der Roten Bete zu vermischen und dann die Kichererbsen hinzuzugeben.

Tipp

Die Dattel-Cashew-Creme könnte für Kapha-Typen zu süß sein, alternativ kannst du einen Aufstrich aus Rosinen und Kürbiskernen mixen. Kapha-Typen sollten grundsätzlich nicht zu viel Brot verzehren.

Mittagessen – viele Geschmäcker an einem Tisch

Die Chance, dass wir gemeinsam zu Mittag essen, ist oft ein wenig größer als ein gemeinsames Frühstück. Ich habe bei den Rezepten darauf geachtet, dass sie möglichst schnell und einfach zuzubereiten sind und dennoch jeden Geschmack treffen. Sowohl aus ayurvedischer als auch aus schulmedizinischer Sicht sollte die größte Mahlzeit mittags eingenommen werden. Denn zu diesem Zeitpunkt arbeiten deine Verdauungskräfte auf Hochtouren und können die Nahrung sehr gut verwerten. Du sammelst in dieser Zeit wichtige Mineralstoffe und Vitamine. Vor allem bei Pitta-Menschen ist das Agni so gut, dass sie mittags ab und zu auch mal etwas Rohköstliches genießen dürfen. Der Couscous-Salat ist dafür ideal.

Grünkern-Bolognese

Für 4 Personen 30 Minuten

Jedes Kind liebt Bolognese! Aber nicht jeder ist ein großer Fan der tierischen Variante. Ich habe mich darum sehr gefreut, als ich das erste Mal Bolognese mit Grünkernschrot gegessen habe. Diese Bolognese-Variante ist schnell gemacht und sollte immer wieder auf den Mittagstisch kommen. Deshalb gehört dieses Rezept definitiv in dieses Buch. Ich wünsche dir viel Freude beim Nachkochen.

- 400 g Vollkorn-Pasta
- 80 g geschroteter Grünkern
- 500 ml Wasser
- 1 TL Salz
- 1 Karotte
- 1 Paprika
- 1 Zwiebel
- 1 EL Rapsöl
- 700 g passierte Tomaten
- 2 EL Tomatenmark
- 2 EL italienische Gewürzmischung (S. 147)
- 2 TL Salz
- ½ TL Pfeffer
- 1 TL Knoblauch
- 1 TL Kurkumapulver
- 1 TL Kreuzkümmel
- ½ TL Paprikapulver (süß)
- ½ TL Cayennepfeffer
- 1 TL Zimt
- nach Wunsch 2 EL Rotwein

1. Bereite die Pasta wie auf der Packung angegeben zu.
2. Röste den Grünkernschrot in einem Topf so lange an, bis er etwas dunkler wird. Gib dann das Wasser und einen Teelöffel Salz hinzu. Lass den Schrot kurz aufkochen und nimm den Topf von der Platte.
3. Schneide das Gemüse in kleine Würfel und brate es im Rapsöl in einer Pfanne kurz an. Füge dann den gequollenen Grünkernschrot hinzu und lass alles kurz gemeinsam schmoren.
4. Gib die passierten Tomaten, das Tomatenmark, die restlichen Gewürze und nach Wunsch den Rotwein hinzu. Lass die Soße etwa 30 Minuten bei kleiner Hitze köcheln. Gibt dann die Pasta in die Pfanne und vermenge sie mit der Soße.

Tipp

Diese Bolognese enthält sowohl Tomaten als auch Cayennepfeffer und Knoblauch. Diese Lebensmittel gelten als sehr anregend und sollten darum besser nicht in den Abendstunden verzehrt werden.

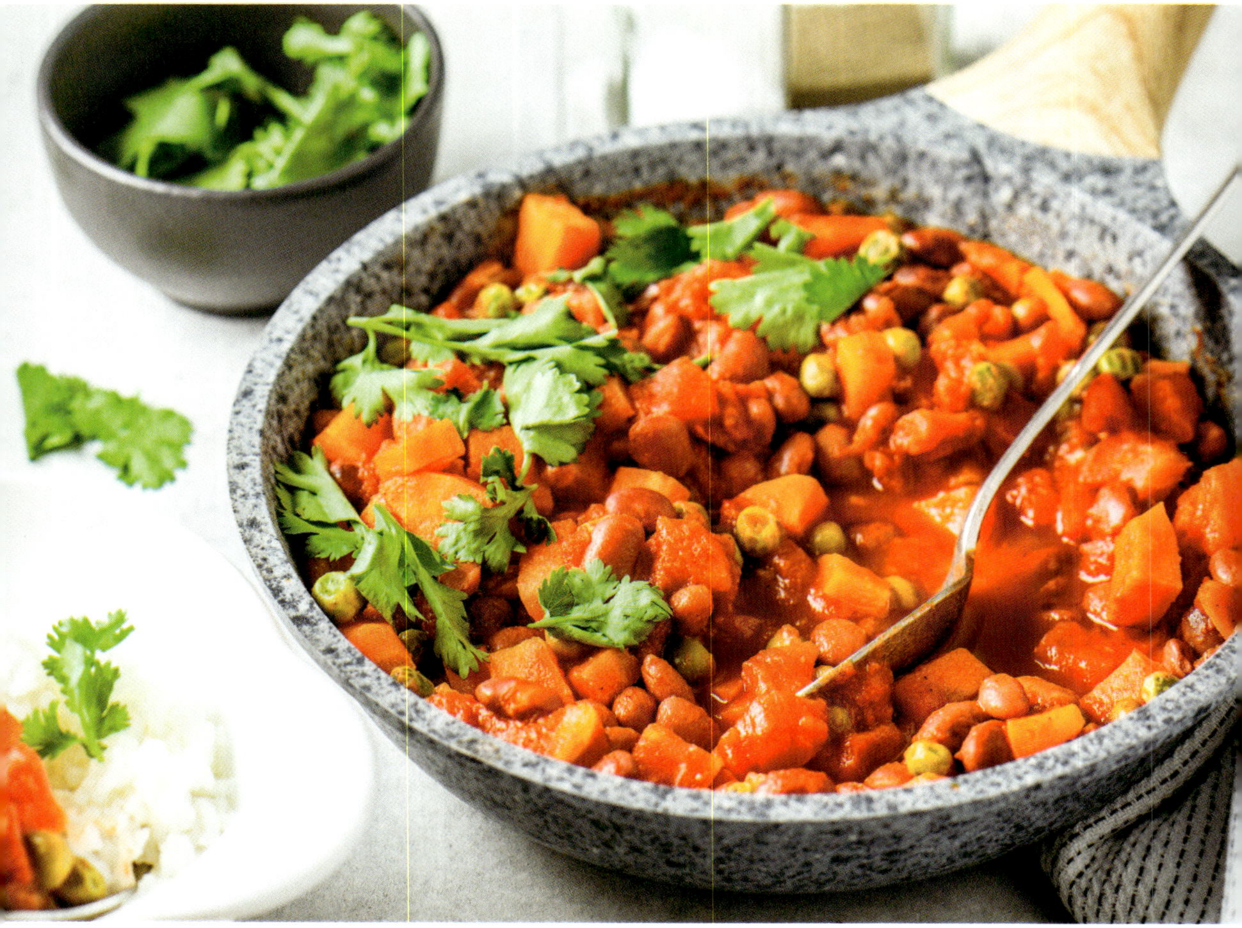

Ayurvedisches Chili sin carne

Für 4 Personen 60 Minuten + 1 Nacht

Für dieses Chili benötigst du viele Hülsenfrüchte. Schnell und unkompliziert sind hierfür Bohnen aus der Dose. Knapp 74 Prozent der Konserven sind jedoch mit Bisphenol A (BPA) belastet, das zur Beschichtung verwendet wird. Es wirkt ähnlich wie das weibliche Hormon Östrogen und gilt als Mitverursacher von Kreislauferkrankungen, Diabetes, Übergewicht, Störungen des Immunsystems sowie Brust- und Hodenkrebs. Bei geringen Mengen ist das Gesundheitsrisiko relativ gering. Aber grundsätzlich ist es besser, wenn du auf getrocknete Hülsenfrüchte umsteigst.

200 g Kidneybohnen
200 g braune Linsen
2 Zwiebeln
2 Knoblauchzehen
2 Karotten
2 EL Pflanzenöl
4 EL Tomatenmark
500 g Tomaten
300 g passierte Tomaten
200 ml Gemüsebrühe
2 EL Oregano
1 TL Chilipulver
1 TL Kurkumapulver
1 TL Fenchelsamen
2 TL Paprikapulver (süß)
1 TL Pfeffer
Salz nach Belieben
Nach Wunsch 100 g Sojagranulat und 1 Dose Mais

1. Lass die Bohnen und Linsen über Nacht einweichen.
2. Schneide die Zwiebeln, den Knoblauch und die Karotten klein und brate sie im Pflanzenöl in einem großen Topf an. Gib dann das Tomatenmark hinzu.
3. Schneide die Tomaten klein und gib sie mit in den Topf. Gib die passierten Tomaten, die Kidneybohnen, die Linsen, die Gemüsebrühe und, wenn du möchtest, das Sojagranulat und den Mais hinzu.
4. Lass alles für mindestens 45 Minuten bei niedriger Hitze köcheln. Prüfe ab und zu, ob die Kidneybohnen schon gar sind. Gib dann die Gewürze hinzu, salze nach Bedarf und lass die Masse noch ein wenig ziehen, bevor du sie servierst.

Tipp

Kapha-Typen dürfen gerne nachwürzen und den Chili-Anteil erhöhen. Für eine Vata-Familie sollte der Gemüseanteil erhöht werden. Neben Karotten können auch Süßkartoffeln zum Einsatz kommen. Die braunen Linsen sollten in diesem Fall gegen Mung Dal ausgewechselt werden. Auch die Kidneybohnen können Probleme machen. Dieses Gericht enthält viele Tomaten und sollte deshalb nicht in den Abendstunden verzehrt werden. Das erhöht innerliches Pitta zu stark und kann zu Schlafstörungen führen.

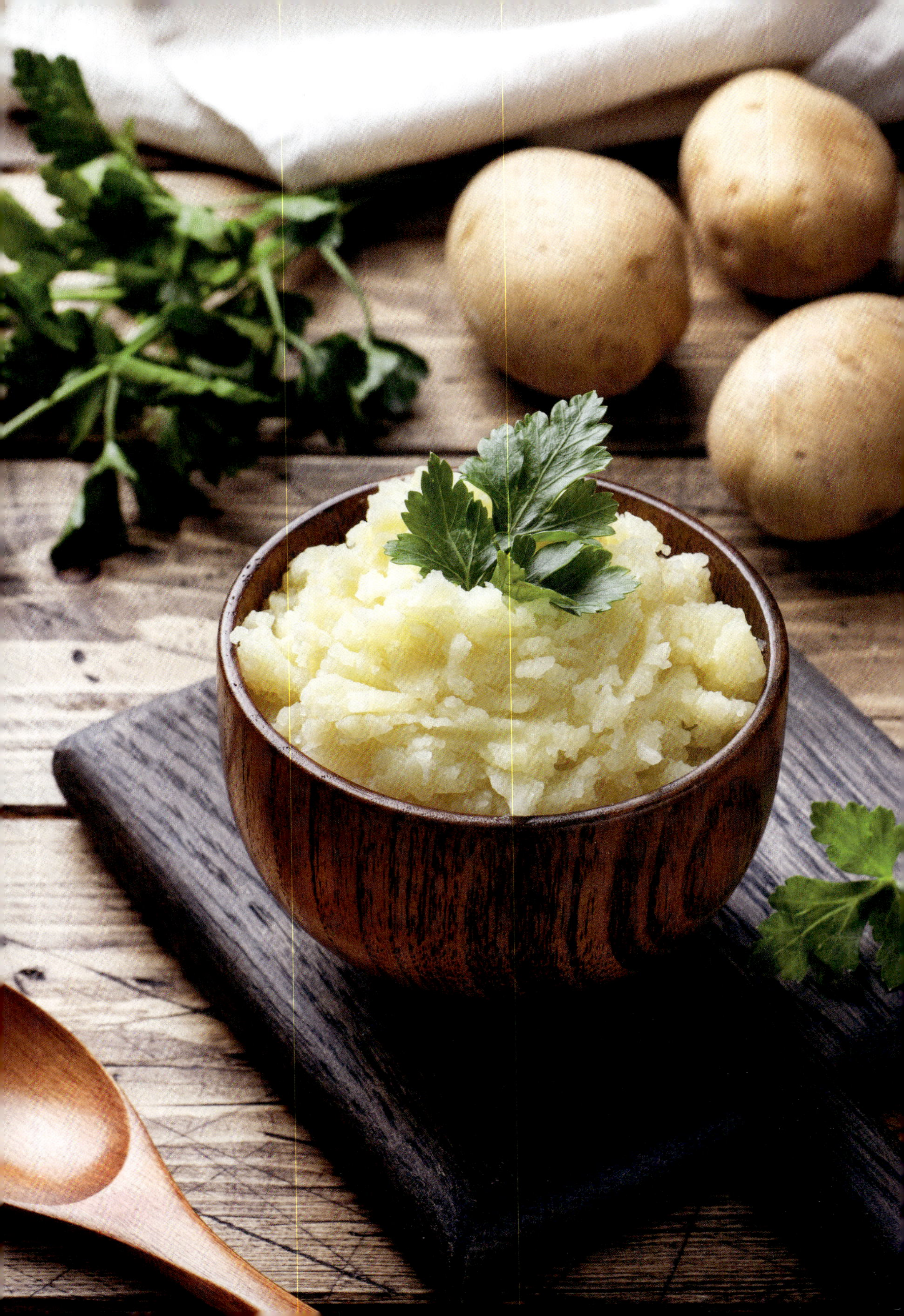

Kartoffelpüree

Für 4 Personen 40 Minuten

Als Kind war ich ein absoluter Fan von Kartoffelpüree. Am liebsten habe ich es mit Rotkohl gegessen. Kartoffeln sind in Deutschland in einer sehr guten Bioqualität bei regionalen Bauern erhältlich und enthalten viel Vitamin D. Für Kartoffelpüree brauchst du mehligkochende Kartoffeln. Im Ayurveda zählen Kartoffeln zu Nahrungsmitteln mit Rajas-Qualität. Das bedeutet, sie können dich aktivieren und besitzen erhitzende, anregende und stimulierende Eigenschaften. Durch die richtigen Gewürze im Püree werden diese Eigenschaften etwas ausgeglichen, was vor allem für Jugendliche in der Pubertät von Vorteil ist.

1,2 kg mehligkochende Kartoffeln
1,5 l Wasser
1 TL Salz
100 ml Hafermilch
1 TL Koriandersamen
1 TL Fenchelsamen
1 TL Kreuzkümmel
1 EL getrockneter Dill
¼ TL Cayennepfeffer

1. Schäle die Kartoffeln und bringe sie mit dem Salz im Wasser zum Kochen.
2. Wenn sie nach rund 20 Minuten gar sind, gieße sie ab. Behalte dabei 200 Milliliter des Wassers zurück und gib die Hafermilch in den Topf dazu.
3. Zerstoße Koriander- und Fenchelsamen in einem kleinen Mörser und gib sie gemeinsam mit den anderen Gewürzen in den Topf. Zerstampfe die Kartoffeln, sodass ein grobes Püree entsteht.

Tipp

Serviere das Kartoffelpüree mit einem Gemüse deiner Wahl. Rotkohl hat einen süßen Geschmack und besänftigt dadurch die Pitta-erhöhenden Eigenschaften der Kartoffeln. Vata-Typen können das Püree auch mit Süßkartoffeln ausprobieren.

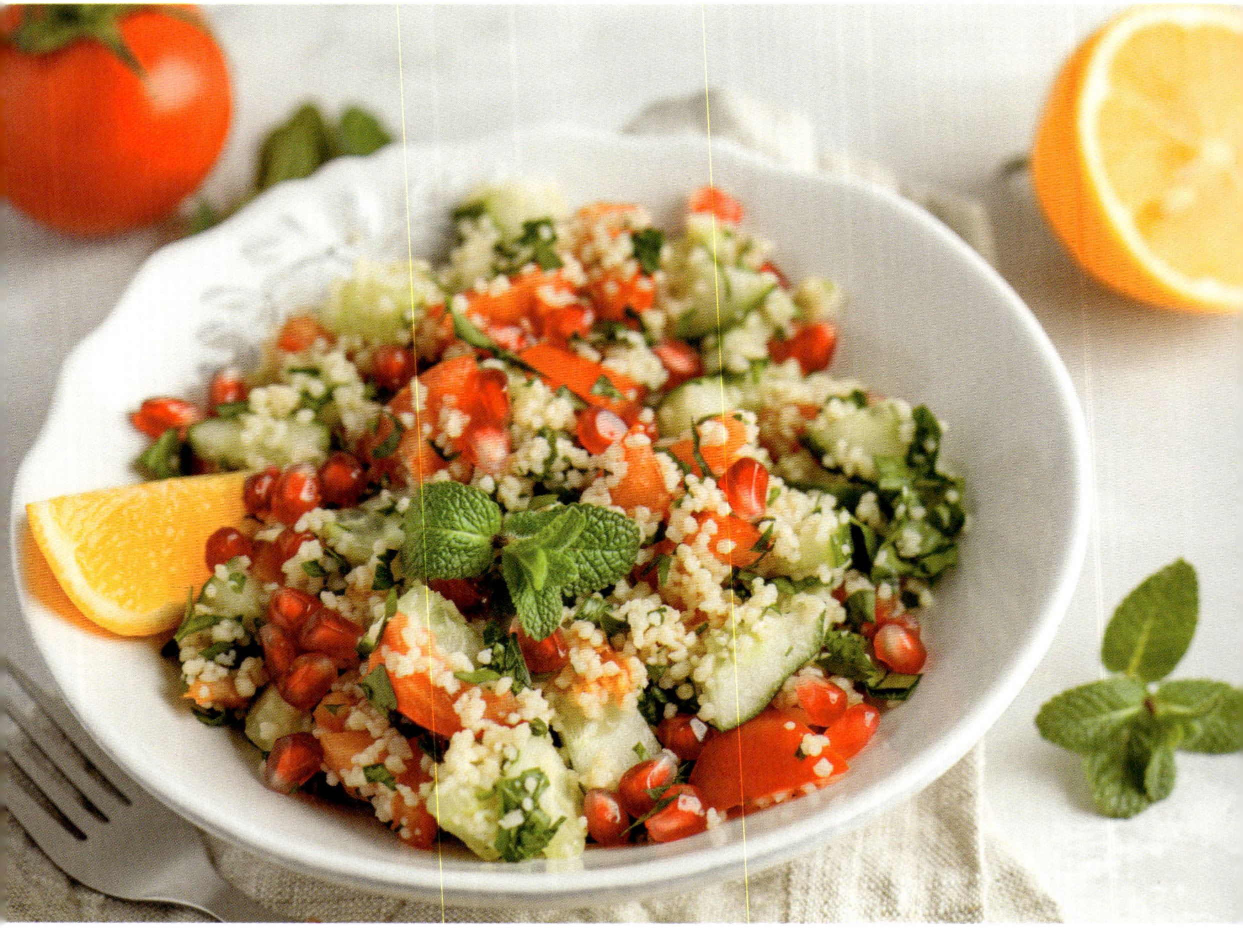

Couscous-Salat

Für 4 Personen 25 Minuten

Couscous-Salat ist für die Mittagszeit genau das Richtige. Durch die kühlenden Eigenschaften von Minze und Koriander ist der Salat ein leichtes, kühlendes Sommergericht.

1 Zwiebel
2 Knoblauchzehen
1 kleine Fenchelknolle
2 Karotten
1 gelbe Paprika
100 g Tomaten
2 EL natives Olivenöl
je ½ TL Paprikapulver, Kreuzkümmel, Koriander, Ingwerpulver
200 g Couscous
Meersalz
Pfeffer
1 Prise Cayennepfeffer
etwas Zitronensaft
2 EL Tomatenmark
frische Minze und frischer Koriander nach Belieben
1 Handvoll Granatapfelkerne

1. Zerkleinere die Zwiebeln und den Knoblauch. Schneide Fenchel, Karotten, Paprika und Tomaten in kleine Stücke.
2. Erhitze das Olivenöl in einem großen Kochtopf. Brate die Zwiebel und den Knoblauch kurz darin an. Reduziere die Hitze und gib zuerst alle Gewürze, kurz danach das Gemüse hinzu und brate alles wenige Minuten bei mittlerer Hitze an.
3. Bereite den Couscous laut Packungsanleitung zu.
4. Füge dem Couscous Gewürze, Zitrone und Tomatenmark hinzu. Vermische alles und gib das Gemüse hinzu.
5. Schneide zuletzt die frischen Kräuter klein und mische sie mit den Granatapfelkernen unter den Couscous-Salat.

Tipp

Bei diesem Gericht können Kapha-Typen gerne mit Cayennepfeffer nachwürzen. Um einen noch kühlenderen Effekt zu erzielen, kannst du ein Gurken-Raita dazu machen. Raspele dafür eine Gurke und vermische sie mit Sojajoghurt. Etwas Salz, Kreuzkümmel und Pfeffer dazu, und fertig ist das Raita.

Gesunde Snacks für zwischendurch

Kinder und Jugendliche befinden sich im Kapha-Lebensalter, darum brauchen sie mehr als drei Hauptmahlzeiten pro Tag. Ihr Körper muss sich noch entwickeln. Die süße Geschmacksrichtung hat unterstützende und aufbauende Effekte auf alle Körpergewebe. So ist es nicht verwunderlich, dass Kinder diesen Geschmack bevorzugen. Auch für Erwachsene kann es sinnvoll sein, nicht nur drei Hauptmahlzeiten, sondern zusätzlich ein oder zwei kleine Zwischenmahlzeiten zu sich zu nehmen. Es kommt natürlich immer auf den jeweiligen Typ an und ob du aktuell im Gleichgewicht bist oder nicht. Im Folgenden habe ich dir eine Auswahl meiner liebsten Zwischenmahlzeiten zusammengestellt.

Energy-Balls

Für 20 Energy-Balls | 20 Minuten

Ich liebe Rezepte, die unkompliziert sind, nicht viele Zutaten benötigen und individualisierbar sind. Deshalb gehören die Energy-Balls zu meinen absoluten Lieblingsrezepten. Sowohl die Masse an sich als auch das Topping der Bällchen kann individuell gestaltet werden, sodass jeder etwas nach seinem Geschmack findet.

100 g gehackte Mandeln
180 g Datteln (am besten Medjool)
2 EL Kakaopulver
½ TL Macapulver
1 Prise Salz
Toppings nach Belieben

1. Gib alle Zutaten in eine große Küchenmaschine oder einen Hochleistungsmixer und mixe alles gut durch, bis eine schwere, homogene Masse entsteht.
2. Nimm mit einem Esslöffel nach und nach Masse heraus und forme sie mit deinen Händen zu kleinen Kugeln.
3. Jetzt kommt der ganz große Spaß: Jeder kann seine Kugeln so garnieren, wie er es gerne mag. Du kannst die Bällchen sofort genießen oder im Kühlschrank aufbewahren. Sie halten sich dort mehrere Tage.

Tipp

Mein Lieblingstopping sind Kokosraspeln. Du kannst die Kugeln aber auch mit klein gehackten Nüssen oder Pulvern beziehungsweise Gewürzen wie Kakao, Matcha oder Zimt toppen. Mit Zartbitterschokolade und gefriergetrockneten Himbeerstückchen werden sie zu echten Leckerbissen.

Reiswaffeln mit Honig

Für 4 Personen 5 Minuten

Diese Zwischenmahlzeit ist wegen ihrer trockenen Eigenschaften vor allem für Kapha-Typen geeignet. Honig ist im Ayurveda ein wichtiges und gesundes Nahrungsmittel. Er schmeckt süß, wird aber auf scharfe Weise verdaut, sodass er positiv auf die Psyche wirkt und gleichzeitig das Fettgewebe reduziert. Er regt Agni an und wirkt im Körper auskratzend. Obwohl Honig süß schmeckt, hat er also Kapha-reduzierende Eigenschaften. Honig sollte nie über 40 Grad Celsius erhitzt werden und eignet sich nicht für Kinder unter einem Jahr.

8 Reiswaffeln
Honig deiner Wahl
optional: Obst deiner Wahl, 1 TL Öl, Zimt

1. Das ist vermutlich das simpelste Gericht, dass du je zubereitet hast. Nimm eine Reiswaffel und beträpfle sie mit Honig.
2. Wenn du magst, kannst du Obst deiner Wahl klein schneiden und in einem kleinen Kochtopf mit dem Öl kurz andünsten. Gib Zimt dazu, vermische alles und toppe damit zusätzlich deine Reiswaffel.

Tipp

Je dunkler und kräftiger eine Honigsorte, umso besser verdaulich und nährender ist sie. Außerdem ist bei dunkleren Honigsorten die Kapha-ausgleichende und auskratzende Wirkung stärker. Helle und milde Honigsorten hingegen harmonisieren vor allem Vata und Pitta.

Apfelmus mit Zimt, Rosinen und Nussmus

Für mehrere Gläser Apfelmus   40 Minuten

Rohes Obst und Gemüse ist oft nicht so gut verdaulich. Vor allem bei Kindern oder Vata-Typen kann es den Verdauungstrakt überfordern. Fruchtmus lässt sich allerdings deutlich einfacher verdauen. Gekauftes Apfelmus ist oft gezuckert, Fruchtmark hingegen enthält meist keinen zusätzlichen Zucker. Wenn du Zeit sparen möchtest, ist Fruchtmark also vollkommen in Ordnung. Dennoch ist es natürlich am besten, das Mus selbst herzustellen.

2 kg Bio-Äpfel
200 ml Wasser
Saft von ½ Bio-Zitrone
5 Nelken
½ EL Zimt
½ TL Vanilleextrakt
½ TL Kardamom
nach Wunsch Rosinen, Goji-Beeren, Maulbeeren, Nussmus

1 Schäle die Äpfel oder lass die Schale dran, um die Vitamine unter der Schale zu erhalten. Schneide die Äpfel klein und gib sie mit dem Wasser in einen großen Kochtopf. Presse den Zitronensaft in den Topf.
2 Bringe alles zum Kochen und lass die Äpfel dann circa 20 Minuten bei mittlerer Hitze köcheln, bis sie weich sind.
3 Zerstampfe die Äpfel dann je nach Wunsch zu einem groben Brei oder mixe sie im Mixer zu einem feinen Mus. Gib die Gewürze hinzu und lass die Masse erneut 5 Minuten bei niedriger Hitze weiterköcheln.
4 Fülle das Apfelmus in sterilisierte Einmachgläser oder genieße es noch lauwarm. Toppe es mit getrockneten Früchten wie zum Beispiel Rosinen, Goji-Beeren oder Maulbeeren und Nussmus deiner Wahl.

Tipp

Du kannst das Mus nach Belieben mit Kokosblütenzucker süßen. Kokosblütenzucker wird langsamer vom Blut aufgenommen als normaler Haushaltszucker, sodass starke Blutzuckerschwankungen vermieden werden. Das ist vor allem für Kapha-Typen von Vorteil.

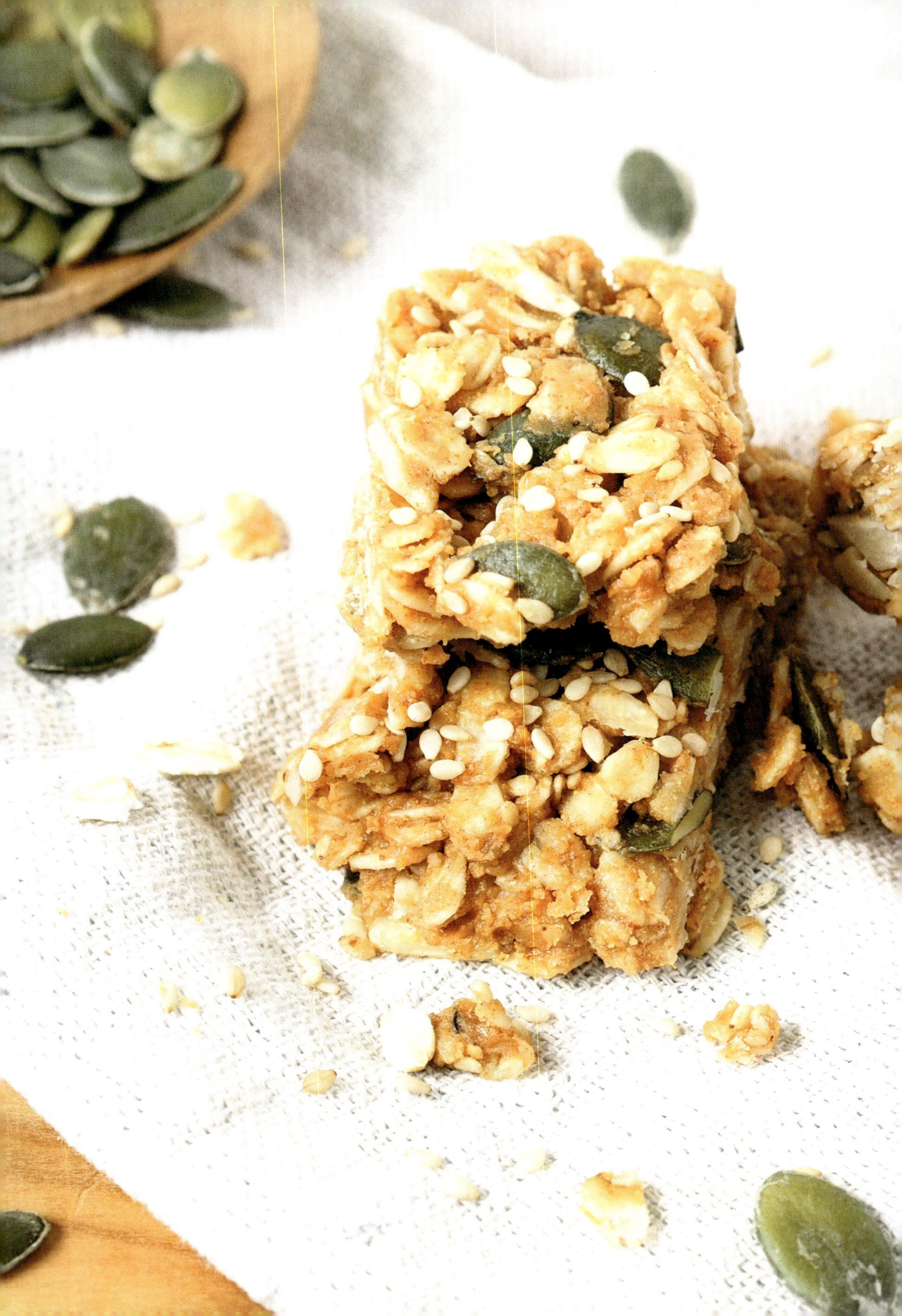

Müsliriegel

Für 15 Riegel 20 Minuten + 1 Nacht

Selbst gemachte Müsliriegel sind tolle Snacks für zwischendurch. Sie können ganz einfach individualisiert werden, sodass jedes Familienmitglied eine eigene Riegelsorte kreieren kann. Auch kleine Kinder können hier mithelfen, weil kein Kochen oder Backen notwendig ist. Die Riegel halten sich im Kühlschrank mehrere Tage und können so die ganze Woche mit zur Arbeit oder zur Schule genommen werden.

120 g Datteln
100 g grobe Haferflocken
100 g zarte Haferflocken
60 g Nüsse und Kerne deiner Wahl oder Mandeln
80 g Agavendicksaft oder Honig
130 g Nussmus deiner Wahl, als Toppings zum Beispiel Cranberrys, Rosinen oder dunkle Schokodrops
1 TL Zimt
½ TL Kardamom

1 Übergieße die Datteln mit heißem Wasser und lass sie rund 10 Minuten einweichen.
2 Gib die Haferflocken sowie gehackte Nüsse, Kerne beziehungsweise Mandeln in eine Schüssel und vermische alles.
3 Gib die Datteln zusammen mit ein wenig Einweichwasser in eine Küchenmaschine und püriere sie zu einem feinen Mus.
4 Vermische Agavendicksaft beziehungsweise Honig und Nussmus zu einer glatten Masse. Falls diese zu fest wird, erwärme sie kurz. Gib alle Zutaten in eine Schüssel und vermenge alles gut zu einer homogenen Masse.
5 Verteile die Masse gleichmäßig in einer mit Backpapier ausgelegten kleinen Form (maximal 20 × 30 Zentimeter) und drücke sie fest. Lass sie einige Stunden im Kühlschrank ruhen, am besten über Nacht.
6 Schneide dann die Masse mit einem scharfen Messer in gleichmäßige Riegel.

Tipp

Für Kapha-Typen sind Zwischenmahlzeiten oft ungünstig. Sie können Trägheit und Schwere fördern. Auch wenn ein Familienmitglied unter einer Kapha-Störung leidet, wie zum Beispiel Wasseransammlungen, Übergewicht oder Diabetes, sollte auf diese Zwischenmahlzeit verzichtet werden.

Abendessen – ein gemeinsamer Abschluss

Ich kenne viele Familien, bei denen es kein gemeinsames Mittagessen gibt, dafür aber ein gemeinsames Abendessen. Deshalb ist diese Mahlzeit auch oft ein Knackpunkt in meinen Ayurveda-Therapien. Für manche mag es ungewohnt sein, abends noch zusätzlich eine warme Mahlzeit zu sich zu nehmen. Schwieriger ist allerdings meist, dass es keine große Mahlzeit mehr sein sollte. Wir wollen den Körper nähren und ihn dennoch vor dem Schlafengehen nicht unnötig belasten. Der Verdauungsprozess sollte vor dem Schlafen möglichst schon abgeschlossen sein. Denn wenn der Schlaf zur Verdauung der Nahrung genutzt wird, kommt die Verdauung des Tages, die Verarbeitung unserer Erfahrungen, Erlebnisse und des Gelernten, zu kurz. Ein zu üppiges und ein zu spätes Abendessen können also die Qualität unseres Schlafes vermindern und gleichzeitig zu einer schlechteren Regeneration führen. Dadurch fühlen wir uns am nächsten Tag unausgeschlafen und energielos. Wichtig ist also, dass das gemeinsame Abendessen möglichst zwischen 18 und 19 Uhr stattfindet. Für kleine Kinder ist das natürlich zu spät, weil sie viel früher ins Bett gehen. Als Faustregel gilt, dass drei bis vier Stunden vor dem Nachtschlaf die letzte Mahlzeit gegessen werden sollte, um zu gewährleisten, dass die Verdauung den Schlaf nicht stört. Ich habe dir auf den nächsten Seiten meine liebsten Gerichte zusammengestellt, die sowohl leicht verdaulich sind als auch superlecker!

Gemüsepfanne mit Hirse

Für 4 Personen   25 Minuten

Neben Eintöpfen und Suppen sind auch Gemüsepfannen oder Ofengemüse eine einfache und schnelle Alternative für ein gesundes Abendessen. Ich habe dir hier meine Lieblingsgemüsepfanne zusammengestellt. Grundsätzlich funktioniert dieses Rezept aber auch mit anderen Gemüsesorten. Gesunde süße Gemüsesorten reduzieren Vata und können so den Schlaf verbessern.

250 g Hirse
1 gestrichener TL Muskatpulver
150 g Karotten
150 g Kürbis
150 g Brokkoliröschen

1 rote Zwiebel
1 daumengroßes Stück Ingwerknolle
1 Knoblauchzehe
1–2 TL Kokosöl
250 ml Gemüsebrühe

1–2 EL Cashewmus
1 TL Zitronensaft
1 TL Agavensirup
1 gestrichener TL Salz
1 gestrichener TL Pfeffer

1 Bereite die Hirse wie auf der Packung angegeben zu und gib den Muskat hinzu. Wasche und schneide das Gemüse in kleine Würfel. Schäle Ingwer und Knoblauch und hacke beides klein.
2 Erhitze das Kokosöl in einer Pfanne und brate den Ingwer, die Zwiebel und den Knoblauch darin an, bis die Zwiebeln glasig werden.
3 Gib das Gemüse hinzu und brate es für circa 10 Minuten an. Lösche das Ganze mit der Gemüsebrühe ab und lass alles köcheln, bis das Gemüse gar ist.
4 Verrühre das Cashewmus, den Zitronensaft, den Sirup und das Salz mit zwei Esslöffeln der Brühe in einer Schüssel zu einer cremigen Soße. Gib die Mischung anschließend in die Gemüsepfanne und schmecke mit Salz und Pfeffer ab.
5 Serviere Gemüsepfanne und Hirse auf einem Teller.

Tipp

Muskat gilt als schlaffördernd. Wenn du kein Fan von Muskat bist, kannst du auch Safran verwenden. Wenn die Hirse für Vata-Typen zu trocken ist, kannst du stattdessen Quinoa verwenden.

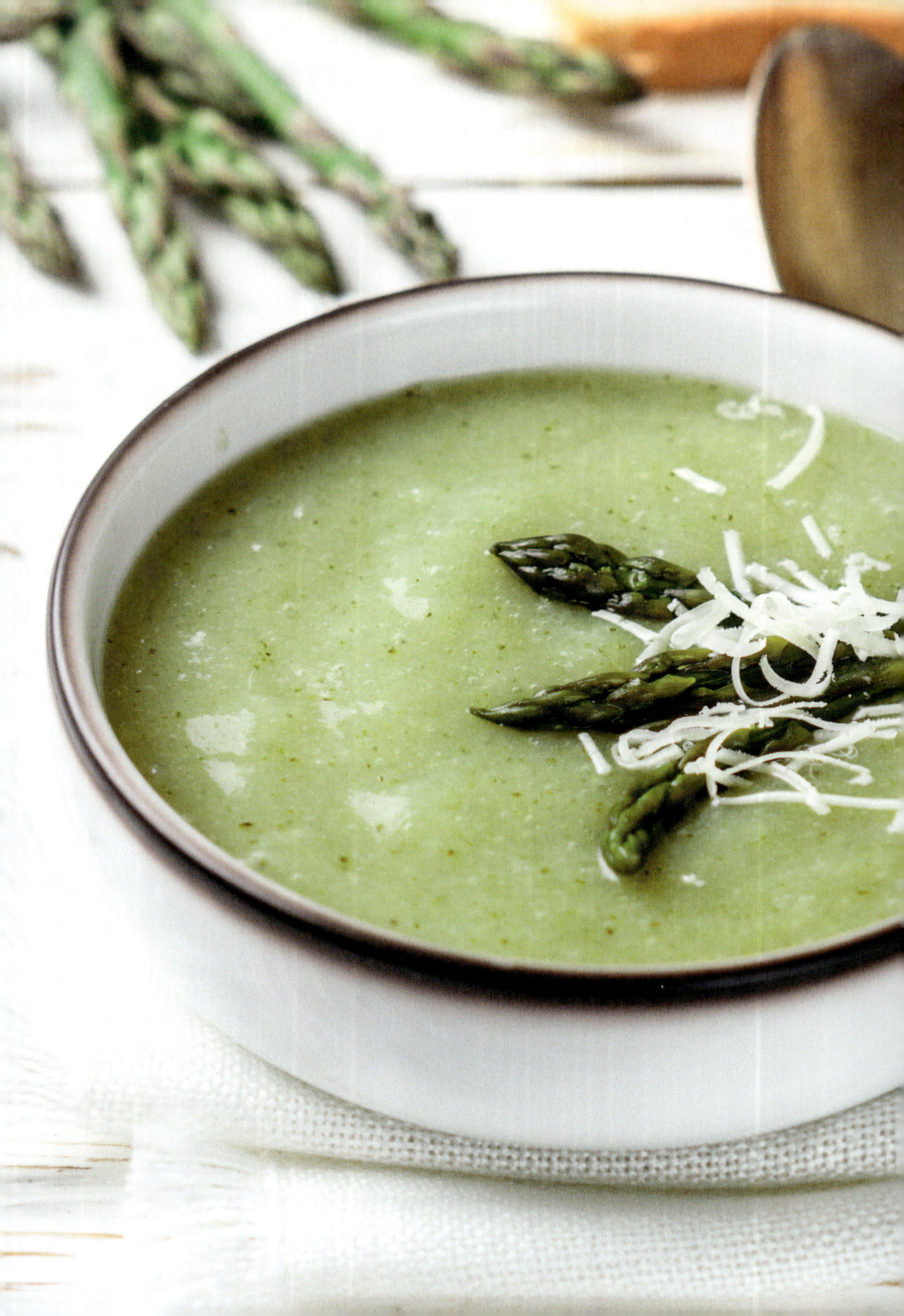

Spargelsuppe

Für 4 Personen 25 Minuten

Spargel ist ein wunderbares Frühlingsgemüse, das durch seinen bitteren Geschmack Kapha reduziert und überschüssiges Wasser aus dem Körper ausleitet. Deshalb ist diese Spargelsuppe bei Wassereinlagerungen in den Beinen ein gutes Rezept. Aber auch bei der berühmt-berüchtigten Frühjahrsmüdigkeit kann dir diese Suppe helfen.

1 kg grüner Spargel
5 cm Ingwerknolle
800 ml Wasser
200 ml Kokosmilch
1 Zitrone
½ Bund frischer Koriander
1 TL Salz
1 Prise Pfeffer
1 TL Kokosflocken

1. Wasche den Spargel und schneide das untere Ende großzügig ab. Schneide den Ingwer und den Spargel in kleine Stücke. Gib beides in einen Topf mit dem Wasser und bringe das Wasser zum Kochen.
2. Der Spargel ist nach circa 15 Minuten gar. Gib nun die Kokosmilch und den Saft einer Zitrone hinzu. Koche alles für weitere fünf Minuten auf niedrigster Stufe. Wasche währenddessen den Koriander und rupfe die Blätter ab.
3. Gib den Spargel mit der Flüssigkeit und Salz und Pfeffer in einen Mixer und zerkleinere alles, bis es eine dickflüssige Konsistenz hat.
4. Garniere die Suppe mit Koriander und Kokosflocken. Wenn du magst, kannst du auch noch gebratene Spargelspitzen dazugeben.

Tipp

Wenn dir die Kokosmilch am Abend zu schwer im Magen liegt, kannst du die Kokosmilch gegen Wasser austauschen und die dickflüssige Konsistenz durch einen Esslöffel Sesamöl oder eine Kartoffel erreichen. Für Vata kann die scharfe Wirkung des Ingwers zu stark sein. Verzichte darauf, wenn Schlafstörungen oder Unruhe auftreten.

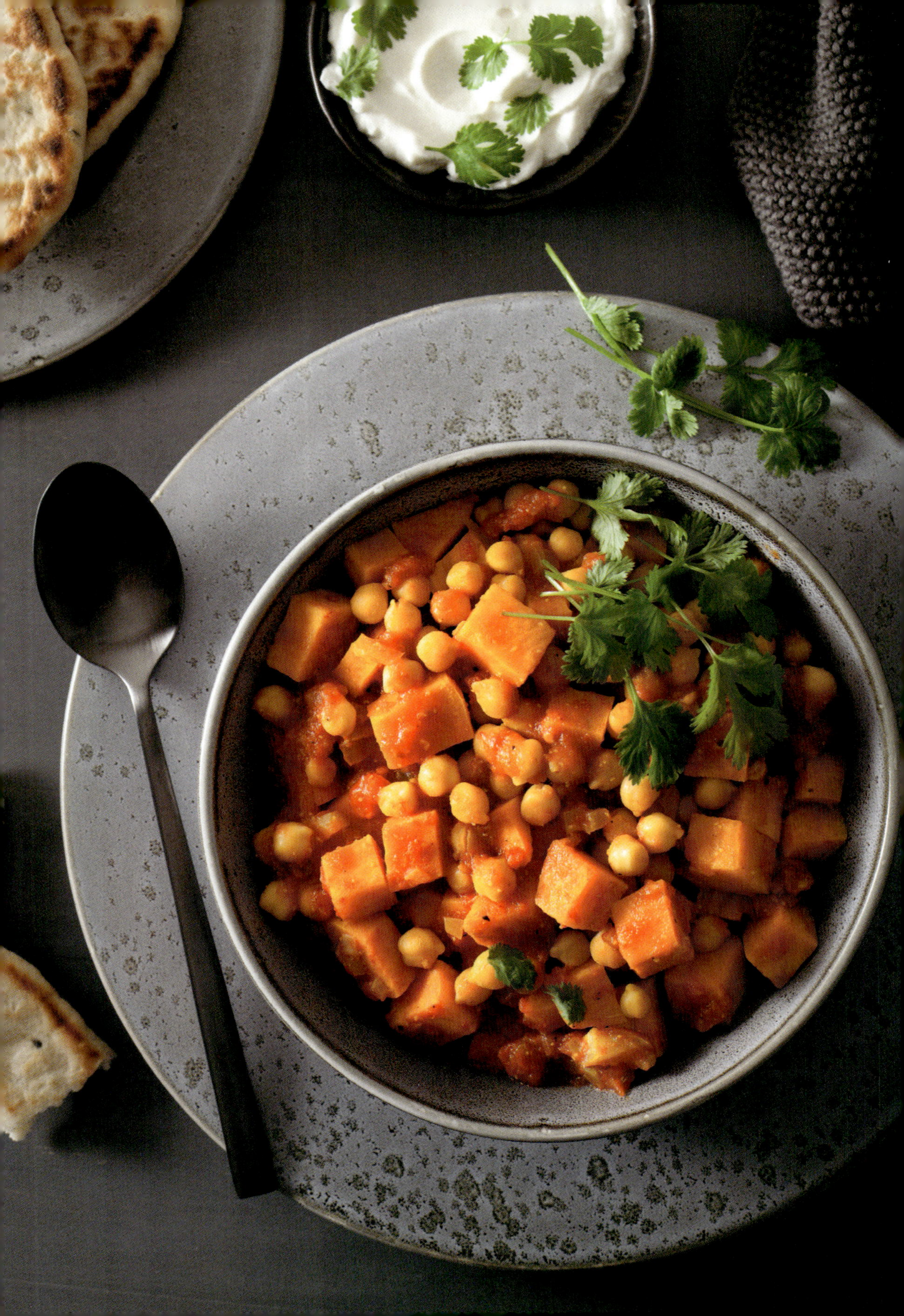

Kichererbsen-Süßkartoffel-Eintopf

Für 4 Personen 40 Minuten

Eintöpfe sind das perfekte Abendessen. Die Zutaten sind gekocht und dennoch bissfest, sodass auch Pitta zufrieden in den Abend startet. Ich habe dir einen Süßkartoffeleintopf herausgesucht, den du zu jeder Jahreszeit genießen kannst.

100 g Kichererbsen
1 TL Koriandersamen
1 Zwiebel
1 Knoblauchzehe
1 Esslöffel Sesamöl
1 Süßkartoffel
1 rote Paprika
2 Karotten
300 ml Gemüsebrühe
150 ml Kokosmilch
2 Handvoll Grünkohl
½ TL Chiliflocken
1 gestrichener TL Salz
1 TL Kreuzkümmel
1 Bund Petersilie

1 Weiche die Kichererbsen über Nacht in Wasser ein.
2 Gib die Koriandersamen in einen Mörser und zerkleinere sie. Schneide Zwiebel und Knoblauch in kleine Stücke und brate alles im Öl in einem großen Topf an. Schneide auch das restliche Gemüse (bis auf den Grünkohl) klein und gib es zum Anbraten dazu.
3 Lösche alles mit der Gemüsebrühe ab und gib die Kokosmilch und die Kichererbsen hinzu. Lass den Eintopf köcheln, bis das Gemüse fast gar ist. Zuletzt gibst du den Grünkohl und die Gewürze bis auf die Petersilie hinzu.
4 Lass alles köcheln, bis der Grünkohl gar ist. Wasche die Petersilie und schneide sie klein. Serviere den Eintopf und garniere ihn mit der Petersilie.

Tipp

Vata könnte abends Probleme mit dem Knoblauch, der Zwiebel und den Chiliflocken bekommen. Du kannst diese Bestandteile weglassen und den Familienmitgliedern überlassen, sie in dem Eintopfteller unterzumischen

Kitchari

Für 4 Personen 30 Minuten

Kitchari ist ein traditionelles ayurvedisches Gericht und kann vor allem im Winter und im Frühjahr für neue Energie sorgen. Durch das Zusammenspiel von Mung Dal und Reis enthält diese Mahlzeit alle wichtigen Aminosäuren, die dein Körper benötigt. Mung Dal sieht aus wie Linsen, ist aber vor allem für Vata deutlich besser verträglich. Kitchari wird auch oft als Entgiftungsgericht angepriesen.

200 g gelbe Mung Dal	1 TL Senfsamen	2 EL Kokosöl
200 g Vollkorn-Basmatireis	1 TL Kreuzkümmelsamen	2 TL Garam Masala
1,5 l Wasser	1 TL Fenchelsamen	½ TL Kardamom
150 g Karotten	5 cm Ingwerknolle	½ TL schwarzer Pfeffer
150 g Zucchini	5 cm frische Kurkumawurzel	1 TL Steinsalz

1 Weiche den Mung Dal und den Basmatireis über Nacht in Wasser ein. Wasche beides am nächsten Tag noch mal gut durch.

2 Schneide die Karotten und die Zucchini in sehr kleine Stücke, alternativ kannst du sie auch raspeln. Zermahle die Samen in einem Mörser. Schäle den Ingwer und schneide ihn wie auch den Kurkuma in kleine Stücke. Achtung, Kurkuma hat eine stark färbende Wirkung.

3 Gib das Öl in einen großen Kochtopf, gib die Gewürze sowie Ingwer und Kurkuma hinzu und brate alles an.

4 Gib Reis und Mung Dal hinzu und lösche alles mit dem Wasser ab. Lass die Masse etwa 20 Minuten köcheln.

5 Gib nun das Gemüse hinzu, gieß gegebenenfalls etwas Wasser nach. Lass das Kitchari unter Rühren weiterköcheln, bis das Mung Dal und der Reis gar sind und alles eine kompakte Masse ergibt.

Tipp

Du kannst das Kitchari mit verschiedensten Gewürzen und Gemüsesorten ausprobieren, deiner Fantasie sind hier keine Grenzen gesetzt. Die vielen Gewürze sind vor allem für Kapha richtig gut geeignet. Koriander, Fenchel und Kreuzkümmel wirken besonders unterstützend auf die Verdauung.

Gewürzmischungen für jeden Anlass

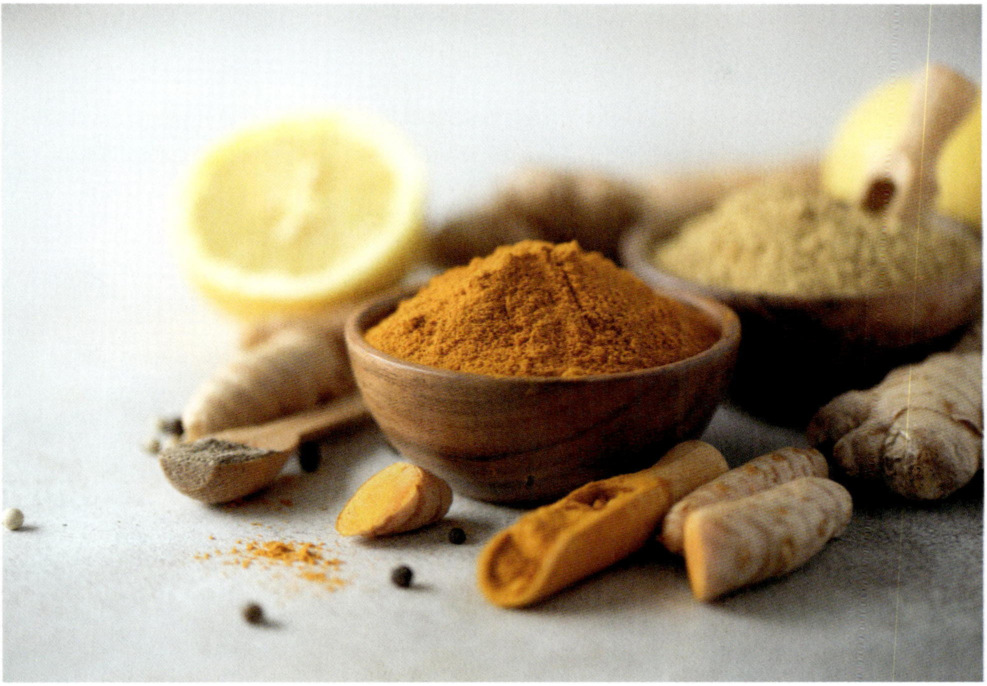

Wenn man den ganzen Tag bei der Arbeit ist, muss man sich entweder etwas zu essen mitnehmen oder außerhalb schnell etwas essen. Doch das ist nur selten richtig frisch oder bio. Auch die meisten Kantinen bieten keine wirklich gesunden Alternativen an – von ayurvedischen Gerichten ganz zu schweigen. So geht es nicht nur dir, sondern auch deinen Kindern. Die Pausenbrote sind in der ersten großen Pause schon verputzt, und mittags gibt es in der Mensa nur selten etwas wirklich Gutes. Die Lösung? Für mich sind Gewürzmischungen eine gute Option, aus eher ungesunden Mahlzeiten ein ayurvedisch anmutendes Gericht zu zaubern. Auf den nächsten Seiten findest du verschiedene Gewürzmischungen, mit denen das gelingt. Meist reicht ein Teelöffel dieser Mischung aus, um von den Vorteilen der verschiedenen Gewürze zu profitieren. Lagere die Gewürzmischungen in einem luftdichten Gefäß an einem kühlen Ort.

Gewürzmischung für süße Gerichte

Der süße Geschmack wirkt schwer und nährend auf deinen Körper. Außerdem kann er Kapha erhöhen und Pitta und Vata ausgleichen. Um süße Gerichte auch für Kapha-Typen leichter verdaulich zu machen, kannst du mit verschiedenen Gewürzen arbeiten. Zimt wirkt schleimlösend und stabilisiert den Kreislauf; er kann helfen, Kapha und Vata auszugleichen. Auch Ingwer hat eine erhitzende, schleimlösende Wirkung und eignet sich hervorragend für süße Gerichte. Kardamom hilft, Pitta zu stabilisieren und wirkt den sauren Eigenschaften in Gerichten entgegen. Auch Nelken haben einen Pitta-ausgleichenden Effekt und wirken antientzündlich. Muskat hat eine beruhigende Wirkung auf dein Nervensystem und wird zur Schlafförderung empfohlen. Anis kennst du sicherlich aus diversen weihnachtlichen Leckereien. Im Winter wird es unter anderem wegen seiner Vata- und Kapha-reduzierenden Eigenschaften eingesetzt. Außerdem stärkt es dein Agni und kann dafür sorgen, dass die süßen Gerichte besser verstoffwechselt werden. Diese Gewürzmischung kannst du zu jedem süßen Gericht hinzufügen.

1 EL Zimt
1 EL Ingwerpulver
½ EL Kardamompulver
½ TL Muskatpulver
½ TL gemahlene Nelken
¼ TL Anispulver

1. Vermische alle Pulver miteinander.
2. Verwahre die Mischung in einem luftdichten Behälter.

Gewürzmischung für den Frühling

Im Frühling braucht dein Körper etwas zum Anfeuern. Die Schwere und Trägheit von Kapha soll reduziert werden. Diese Gewürzmischung ist eher weniger für Vata-Typen geeignet. Pfeffer und Chili haben einen sehr scharfen Geschmack und sind deshalb besonders gut für Kapha geeignet. Dank Kardamom, Koriander und Kreuzkümmel sollte Pitta jedoch keine Probleme mit der Mischung haben. Bei Vata-Dominanz kannst du den Cayennepfeffer weglassen und den Ingweranteil reduzieren. Erhöhe dafür den Zimtanteil.

1 TL schwarze Pfefferkörner
1 TL Koriandersamen
1 TL Kreuzkümmelsamen
1 TL grüne Kardamomkapseln
½ TL Kurkumapulver
½ TL Ingwerpulver
½ TL Cayennepfeffer
½ TL Zimt
½ TL Muskatnuss

1. Röste die Pfefferkörner, die Samen und die Kapseln in einer Pfanne ohne Öl kurz an, bis sie zu duften beginnen. Lass sie dann abkühlen.
2. Zerkleinere die gerösteten Gewürze in einem Mörser oder einer Küchenmaschine und gib die Pulver hinzu.
3. Mische alles gut durch und fülle deine Gewürzmischung in luftdichte Gläser.

Gewürzmischung für den Sommer

Im Sommer muss deine Gewürzmischung vor allem kühlende Eigenschaften mitbringen. Koriander, Fenchel und Minze sind dafür am besten geeignet. Koriander hat wie Kurkuma eine stark antientzündliche Wirkung. Beide Gewürze gleichen Pitta aus. Dill hilft im Sommer, Kapha und Vata auszugleichen.

2 EL Koriandersamen
2 TL Fenchelsamen
1 EL Kurkumapulver
1 TL getrocknete Minze
1 TL getrockneter Dill

1. Röste die Samen in einer Pfanne ohne Öl kurz an, bis sie anfangen zu duften.
2. Lass sie abkühlen und zerkleinere sie in einer Küchenmaschine oder einem Mörser. Gib die anderen Zutaten hinzu.
3. Mische alles gut durch und füll es in ein luftdichtes Glas.

Gewürzmischung für den Herbst

Herbstzeit ist Vata-Zeit. Neben nährenden Mahlzeiten sind auch wärmende Gewürze für den Herbst richtig gut geeignet. Durch vermehrte Luftansammlungen kann es sein, dass du im Herbst häufiger unter Blähungen leidest. Fenchel und Kreuzkümmel sind hierbei eine gute Hilfe. Auch Bockshornklee hat eine entblähende Wirkung und sollte im Herbst nicht fehlen. Zimt bringt Wärme ins Spiel, und Muskatnuss hilft, Entspannung und Ruhe zu finden.

1 EL gemahlener Kreuzkümmel
1 El gemahlener Bockshornklee
1 EL gemahlener Zimt
1 TL gemahlener Fenchel
1 TL gemahlene Muskatnuss
1 TL Ingwerpulver

1. Vermische alle Kräuter miteinander.
2. Gib die Mischung in ein luftdichtes Glas.

Gewürzmischung für den Winter

Wintergewürze sollen sowohl Vata als auch Kapha ins Gleichgewicht bringen. Das bedeutet, dass sie Wärme spenden sollten. Sie dürfen nicht zu intensiv und nicht zu leicht wirken. Dafür ist eine Mischung aus Bockshornklee und Ingwer bestens geeignet. Bockshornklee reduziert Luftansammlungen, und Ingwer wirkt mit seiner Schärfe leicht austrocknend.

1 TL Nelken
1 TL Bockshornkleesamen
2 EL gemahlener Ingwer
1 EL gemahlener Zimt
1 TL Kurkumapulver

1. Röste die Nelken und die Samen in einer Pfanne ohne Öl an, bis sie zu duften beginnen.
2. Zerkleinere die Nelken und Samen in einem Mixer oder Mörser.
3. Vermische alle Gewürze miteinander und verschließe sie luftdicht in einem Glas.

Italienische Würzmischung

Oft wird mir gesagt, dass alle ayurvedischen Gerichte gleich schmeckten und dass man irgendwann genug von Kreuzkümmel hätte. Vor allem für Jugendliche kann es wichtig sein, nicht stigmatisiert zu werden und auch mal »ganz normale« Gerichte wie Pasta oder Pizza zu essen. Und tatsächlich haben nicht nur indische Gewürze einen positiven Effekt auf unsere Gesundheit. Auch europäische Gewürze haben protektive Wirkung, zum Beispiel Salbei, Oregano, Thymian, Rosmarin oder auch Basilikum. Salbei besitzt eine kühlende Wirkung und kann bei Problemen mit übermäßigem Schwitzen zum Einsatz kommen. Er besitzt einen leicht scharfen, bitteren und herben Geschmack und reduziert gleichzeitig Kapha wie Pitta. Oregano ist scharf und bitter und kann gut zur Kapha-Reduktion verwendet werden. Er fördert die Verdauung, regt den Stoffwechsel an und wird häufig bei Schmerzen im Bewegungsapparat oder bei Menstruationsbeschwerden eingesetzt. Auch Thymian hilft, Kapha zu reduzieren. Pizza und Pasta wurden durch Thymian und Oregano besser verdaulich. Rosmarin besitzt wie Salbei entzündungshemmende Wirkungen und fördert die Durchblutung. Er wirkt krampflösend und wird gerne bei Problemen mit den Gallenwegen oder dem Dünndarm eingesetzt. Außerdem wird ihm eine Vata- und Kapha-reduzierende Wirkung zugeschrieben. Als Letztes haben wir noch Basilikum. Basilikum wirkt scharf und appetitanregend, es fördert die Verdauung und hebt den Appetit.

1 EL getrockneter Oregano
1 EL getrockneter Thymian
1 EL getrockneter Rosmarin
1 TL getrockneter Salbei
1 TL schwarze Pfefferkörner
1 EL getrocknetes Basilikum

1 Röste alle Kräuter bis auf das Basilikum kurz in der Pfanne ohne Fett an, bis die Kräuter zu duften beginnen. Lass sie danach abkühlen.
2 Gib die Kräuter gemeinsam mit dem Basilikum in einen Mixer oder Mörser, zerkleinere sie und bewahre sie in einem luftdicht verschlossenen Glas auf.

Experteninterview mit Regula Flisch: ayurvedische Ernährung integrieren

Wie hast du es geschafft, die ayurvedische Ernährung in dein Familienleben zu integrieren? Wo gab es Schwierigkeiten und wie hast du sie gelöst?

In den meisten Familien können aufgrund der unterschiedlichen Tagesrhythmen, die durch den Kindergarten, durch die Schule, die Arbeit und Freizeitbeschäftigung entstehen, nur wenige Mahlzeiten gemeinsam eingenommen werden. In unserem Familienalltag hat sich dies auf den Abend beschränkt, und bis alle zu Hause und bereit für das Nachtessen waren, wurde es gelegentlich recht spät. Dann noch zu kochen, hätte für alle Familienmitglieder eine Überforderung dargestellt. Wir haben dies beispielsweise so gelöst, dass diejenigen, die am Mittag zu Hause waren und Zeit fürs Kochen hatten, mengenmäßig mehr zubereiteten, damit etwas für den Abend übrig blieb. Und am Abend konnte dann individuell auf die Bedürfnisse eingegangen werden. So gab es beispielsweise am Mittag ein Reisgericht, das dann am Abend je nach Wunsch mit Gewürzen oder Gemüsen ergänzt und erwärmt wurde.

Ein gemeinsames Ritual war das abendliche Bereitstellen von Ayurveda-Wasser. Wir haben dies abends vor dem Schlafengehen 10 bis 15 Minuten abgekocht und in eine Isolierkanne gegossen, so konnte jedes Familienmitglied am Morgen nach dem Aufstehen ein Glas davon trinken. Das ist etwas, das jedes Kind schon ganz früh lernen kann.

Ganz speziell haben wir auf den Einsatz beziehungsweise auf den Verzicht von gewissen Lebensmitteln geachtet. Aufgrund der Dosha-Konstitutionen und Unverträglichkeiten haben wir beispielsweise Weizen vom Speiseplan gestrichen, und wir hatten neben normaler Milch auch immer Mandelmilch im Haus, sodass jede Person beispielsweise ihr Müsli, das wir selbst zusammengestellt haben, mit den gewünschten Milch- beziehungsweise Ersatzmilchprodukten mischen konnte. Auch der Einsatz von Gewürzen und Salz wurde ganz individuell gehandhabt; diejenigen, die ihr Essen gerne scharf oder salzig mögen, haben ihr Essen mit den entsprechenden Gewürzen nachgewürzt.

Gesunde Rituale in den Alltag integrieren

Du weißt, wie wichtig Rituale innerhalb der Familie sind. Vor allem Kindern geben sie eine gewisse Sicherheit, aber auch im späteren Erwachsenenleben sind früher erworbene Routinen und Werte etwas ganz Besonderes. Rituale stärken die emotionale Bindung der Familie. Am besten funktioniert das wie so oft, wenn dahinter keine Pflicht steckt. Wenn dein Kind am Abend bei einer Freundin eingeladen ist, wäre es kontraproduktiv, auf das gemeinsame Abendessen zu Hause zu bestehen. Denn so viel Sicherheit diese Ankerpunkte uns auch bieten, sie können bei zu viel Strenge auch als unerwünschte Pflicht empfunden werden.

Rituale gestalten sich mit kleinen Kindern natürlich etwas anders als Rituale mit jugendlichen Kindern oder gar erwachsenen Verwandten. Es ist wichtig, die Routinen und Gewohnheiten im Leben zu überdenken und, wenn nötig, an die aktuellen Situationen anzupassen. Um dir eine kreative Hilfestellung zu geben, findest du im Folgenden Vorschläge für Rituale sowohl für den Start in den Tag als auch für einen entspannten Ausklang. Am besten besprichst du diese mit deiner

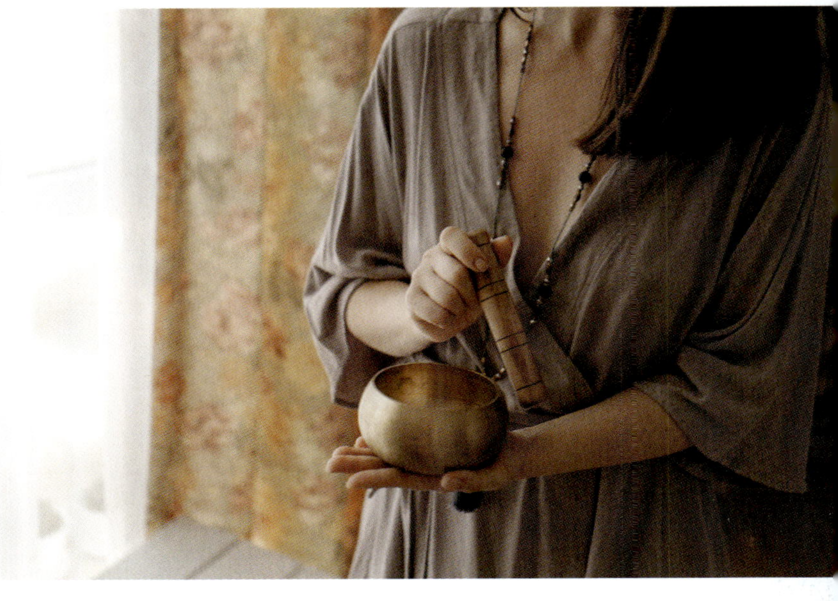

Nutze Klänge zur Entspannung.

Familie. Erkläre, warum dir Routinen wichtig sind, und kläre ab, welche Routinen und Rituale sich die einzelnen Familienmitglieder wünschen. So schaffst du den Raum, Vorlieben, Wünsche und Ansichten ohne Scheu und Angst vor Konflikten anzusprechen. Als Familie zieht ihr so an einem Strang, um die für euch passenden Rituale zu finden.

Gemeinsam stressfrei in den Tag starten

Wie sieht dein Morgen aus? Startest du stressfrei in den Tag? Oder überrollen dich schon morgens die unterschiedlichsten Probleme? Egal, wie es um deine Familie steht, für dich als Person ist es äußerst wichtig, gut und mit voller Energie in den Tag zu starten. Klar, wenn du ein kleines Baby hast, wird es schwer sein, deinen Morgen für dich allein zu starten. Aber es ist nicht unmöglich. Wenn du einen Partner beziehungsweise eine Partnerin hast, könnt ihr euch die Arbeit aufteilen. Ganz gleich, wie viel Stress du in deinem Leben hast, ob du alleinerziehend bist oder neugeborene Zwillinge in einer Partnerschaft umsorgst, ich bin mir sicher, vier von sieben Tagen schaffst du es, den Morgen so zu gestalten, dass du entspannt den Tag beginnen lassen kannst. Denn oft ist es so, dass wir uns für die anderen aufopfern. Das ist bis zu einem gewissen Grad auch in Ordnung. Aber wenn du andere immer in den Vordergrund stellst, kommst du unweigerlich an den Punkt, an dem du erschöpft bist und nichts mehr geben kannst. Versuche deshalb herauszufinden, wie du einen entspannten Morgen er-

	Montag	Dienstag	Mittwoch	Donnerstag	Freitag	Samstag	Sonntag
Familienmitglied 1							
Familienmitglied 2							
Familienmitglied 3							
…							

leben kannst, ohne dass die ganze Arbeit auf deinem Partner lastet. Findet eine Balance von Entspannung und Verantwortung.

Mach am besten einen Plan, der alle Familienmitglieder berücksichtigt. Nimm dir dafür ein großes Stück Papier und zeichne die Wochentage ein (siehe Vorlage links). Trage für die jeweiligen Familienmitglieder ein, wie derzeit der Start in den Tag aussieht: Wann müssen sie aufstehen, wann aus dem Haus? Musst du dich in irgendeiner Weise um die Gestaltung des Morgens kümmern? Musst du zum Beispiel Pausenbrote schmieren oder deine Kinder zu einem bestimmten Zeitpunkt wecken oder Ähnliches? Damit hast du schon einmal deinen Ausgangspunkt. Jetzt kannst du beginnen, dir Gedanken darüber zu machen, was ayurvedisch und medizinisch gesehen ein guter Start in den Tag wäre.

Wie aber sieht in ayurvedischer Hinsicht ein guter Start in den Morgen aus? Er ist vor allem von Ruhe und Struktur geprägt. Davon, dass du dich gut und energievoll fühlst und bereit bist, dem Tag mit Freude entgegenzuschreiten. Das schaffst du am besten, indem du feste Routinen hast, die deinem Körper signalisieren: »Alles ist gut.« Das können sowohl Reinigungsrituale als auch mentale Tools sein, die dich gestärkt in den Tag bringen. Im Folgenden findest du meine Top-5-Reinigungs- und meine Top-5-Achtsamkeitsroutinen, die du wunderbar in den Familienalltag integrieren kannst.

Die 5 besten ayurvedischen Reinigungsroutinen

Du hast in Kapitel 2 schon ein bisschen über die reinigenden Rituale erfahren. Jetzt geht es endlich um die Umsetzung. Ich habe darauf geachtet, dass die Routinen spielerisch umgesetzt werden können und dennoch einen großen gesundheitlichen Vorteil bringen. Vielleicht kennst du einige dieser Rituale auch schon und hast sie bereits in deinen Familienalltag integriert. Umso einfacher ist es, über weitere nachzudenken und sie ebenfalls entspannt in den Alltag einzubauen.

Ölziehen

Ölziehen hilft, deinen Körper von Giftstoffen zu reinigen, und verbessert deine Zahngesundheit. In der Zahnmedizin gibt es neue wissenschaftliche Studien, die darauf hinweisen, dass Ölziehen eine Reduktion der kariogenen Bakterien Streptococcus mutans bewirken kann. Außerdem soll es das Auftreten von bakteriellen Zahnfleischentzündungen reduzieren. Für Kinder ist das Ölziehen etwas ganz Besonderes; es sollte aber nur angewendet werden, wenn sie schon schlucken können und verstehen, wie der Ablauf ist. Wenn sie diesen einmal verstanden haben, sind Kinder oft ganz begeistert, mit den Eltern dieses gemeinsame Ritual durchzuführen und witzige Grimassen vor dem Badezimmerspiegel zu schneiden. Wie erwähnt ist Olivenöl für Kapha-, Kokosöl für Pitta- und Sesamöl für Vata-Typen am besten geeignet.

Anleitung: Nimm jeden Morgen einen Esslöffel Öl. Bewege das Öl für 10 bis 20 Minuten intensiv im Mund umher. Du kannst es auch kauen oder durch deine Zähne ziehen. Kinder und ältere Menschen brauchen meist eine geringere Menge, da reicht oft schon ein ganzer oder halber Teelöffel aus. Nach Ablauf der Zeit spuckst du das Öl einfach in den Mülleimer aus und beginnst, die Zunge zu schaben, oder putzt dir wie gewohnt die Zähne.

Zungenschaben

Wusstest du, dass deine Zunge einer der stärksten Muskeln deines Körpers ist? Unsere Zunge hilft uns beim Sprechen, Kauen, Saugen und Schlucken. Neben diesen motorischen Funktionen ist unsere Zunge aber auch ein wichtiges Sinnesorgan. Durch sie kannst du verschiedene Geschmacksrichtungen unterscheiden, aber auch die Konsistenz und Temperatur deiner Nahrung nimmst du dank ihr wahr. Außerdem ist deine Zunge Teil deines Immunsystems. Die Schleimhautschicht im hinteren Bereich deiner Zunge enthält lymphatisches Gewebe, das für die Immunabwehr wichtig ist.

Wenn du mal einen Blick auf deine Zunge oder auf die deiner Familienmitglieder wirfst, wirst du eine Menge erkennen. Ich nutze die Zungenbeurteilung auch in der Allgemeinmedizin. Gefährliche Krankheiten lassen sich so nicht diagnostizieren, aber ich erkenne, ob der Patient unter Trockenheit, Leberschwäche oder einer Infektion leidet, und kann dann unterstützend einschreiten. Denn unsere Zunge ist ein Spiegel unserer Innenwelt. In der ayurvedischen Medizin wird die

Zunge als Verlängerung des Magen-Darm-Traktes angesehen. Beschaffenheit und Belag deiner Zunge liefern eine Einschätzung der allgemeinen Gesundheit und geben Hinweise auf mögliche Disbalancen. Der Zungenbelag ist eine Möglichkeit des Körpers, Abfallprodukte und Giftstoffe auszuscheiden. Wenn du diese Beläge regelmäßig entfernst, werden Rückstände und Bakterien entfernt, und auch der Geschmackssinn bessert sich.

Es ist also nicht verwunderlich, dass Zungenschaben im Ayurveda ein fester Bestandteil der gesunden Morgenroutine ist. Durch das Schaben verminderst du nicht nur den Belag, sondern kannst auch Mundgeruch reduzieren und deinen Stoffwechsel anregen. Ich habe viele Klienten, die mir erzählen, dass sie nach dem Zungenschaben zur Toilette müssen. Das ist auch gut so, denn ayurvedisch gesehen sollte die erste Mahlzeit erst eingenommen werden, wenn du vorher deinen Darm entleert hast. Dein Körper zeigt dir dadurch, dass er entgiftet hat und bereit ist, neue Nahrung aufzunehmen. Zungenschaber gibt es in verschiedenen Ausführungen. Der universelle Zungenschaber ist aus Edelstahl. Wenn du einen für dein Dosha passenden Zungenschaber benutzen möchtest, kannst du für Vata einen Schaber mit Gold, für Pitta einen Silberschaber und für Kapha einen Kupferschaber nehmen. Für Kinder reicht der aus Edelstahl. Einfacher wird es, wenn du einen Löffel anstelle eines Schabers benutzt. Schabe die Zunge jeden Morgen nach dem morgendlichen Ölziehen ab. Lass deine Kinder das selbst ausführen, man kann dabei nichts falsch machen.

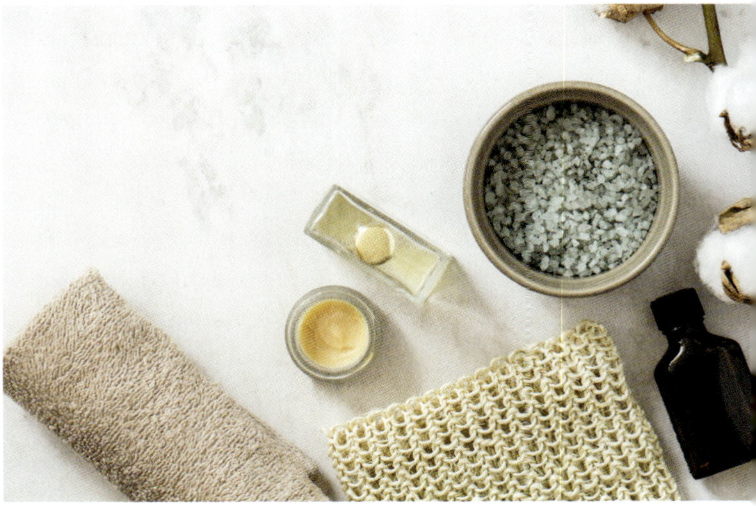

Ayurvedische Reinigung zur Verbesserung der Gesundheit

Trockenmassage oder Ölmassage

Wie oft umarmst du dich selbst? Wie oft klopfst du dir auf die Schulter, weil du etwas gut gemacht hast? Wie oft bedankst du dich bei dir oder sprichst dir selbst Mut zu, wenn du vor einem Problem stehst? Und wie oft machst du diese liebevollen Dinge bei anderen Menschen? Zu 80 Prozent lautet die Antwort von Müttern und Vätern in meiner Praxis, dass sie sich mehr um die anderen Familienmitglieder kümmern als um sich selbst. Ich möchte natürlich nicht für einen Ego-Trip plädieren. Aber du kannst ein guter Elternteil sein, ohne dich selbst dabei vollkommen aufzugeben. Natürlich braucht ein kleines Neugeborenes deine Aufmerksamkeit. Aber wie viel kannst du ihm an Liebe schenken, wenn du keine Liebe für dich selbst übrig hast? Wie kannst du auf andere aufpassen, wenn du nicht auf dich und deine Energie achtest? Deine Zeit und dein Wohlbefinden sind genauso wichtig wie das Wohlbefinden anderer Familienmitglieder.

Deshalb erhältst du jetzt ein Anti-Stress-Programm für zu Hause. Denn das ist es, was Selbstmassagen sind. Du nimmst dir dabei mindestens zehn Minuten Zeit für dich und deinen Körper; du lernst deinen Körper durch die Eigenmassage besser kennen und schenkst dir zudem Zuneigung und Liebe. Natürlich haben Massagen auch gesundheitliche Vorteile, aber die mentale Ebene sollte nicht vernachlässigt werden. Bei Ölmassagen geht es nicht darum, durch kräftige Bewegungen die Muskulatur zu lockern, sondern vielmehr werden dabei hochwertige Öle durch streichende, fließende Bewegungen gleichmäßig und sanft ins Gewebe einmassiert. So wird ein inneres Gleichgewicht hergestellt. Vor allem das Vata-Dosha wird durch Ölmassagen besänftigt, denn sie haben eine besonders beruhigende Wirkung auf das Nervensystem. Kopfmassagen können Haarausfall reduzieren und die Haarwurzeln stärken. Ayurvedisch gesehen führen Ölmassagen zu emotionaler Ausgeglichenheit und können den Schlaf und die Regeneration verbessern.

Für Kinder sind die Massagen toll geeignet. Vor allem Ölmassagen können die verschiedenen Körpergewebe stärken und das Körperbewusstsein bei Kindern fördern. In jungen Jahren kannst du die Massage deiner Kinder übernehmen, später können sie sie dann selbst durchführen. Auch im höheren Alter können Ölmassagen eine wichtige Morgenroutine sein. Durch die äußere Ölung kann Gewebe gestärkt und der hohe Vata-Anteil im Alter in Form von Trockenheit oder Unruhe reduziert werden.

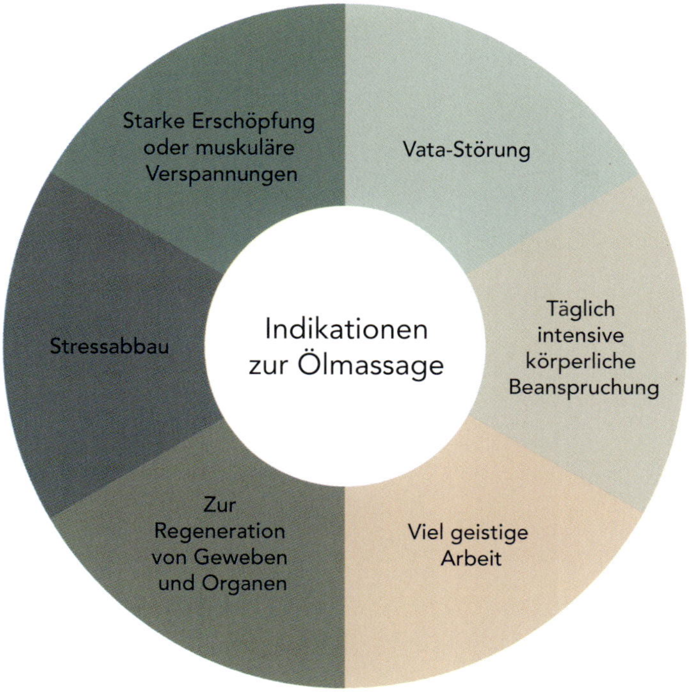
Indikationen zur Ölmassage
Vata-Störung
Täglich intensive körperliche Beanspruchung
Viel geistige Arbeit
Zur Regeneration von Geweben und Organen
Stressabbau
Starke Erschöpfung oder muskuläre Verspannungen

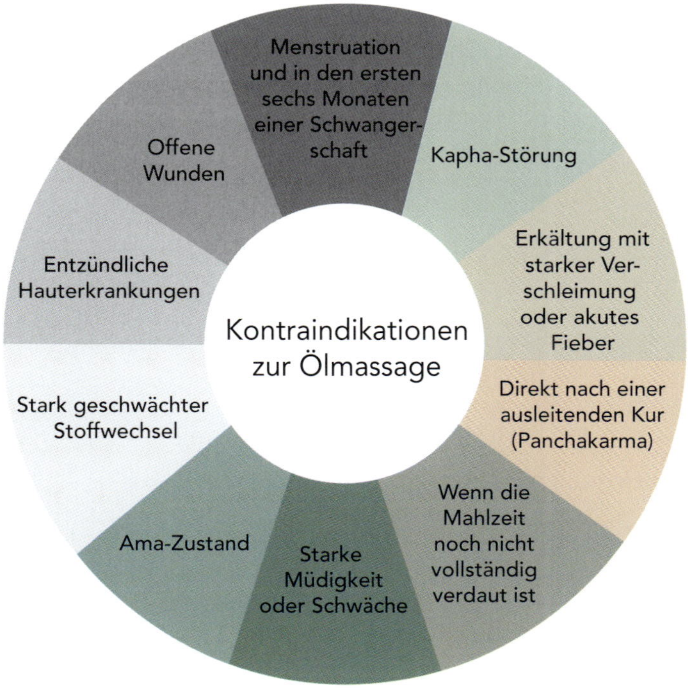
Kontraindikationen zur Ölmassage
Menstruation und in den ersten sechs Monaten einer Schwangerschaft
Kapha-Störung
Erkältung mit starker Verschleimung oder akutes Fieber
Direkt nach einer ausleitenden Kur (Panchakarma)
Wenn die Mahlzeit noch nicht vollständig verdaut ist
Starke Müdigkeit oder Schwäche
Ama-Zustand
Stark geschwächter Stoffwechsel
Entzündliche Hauterkrankungen
Offene Wunden

3 Öle, die du verwenden kannst

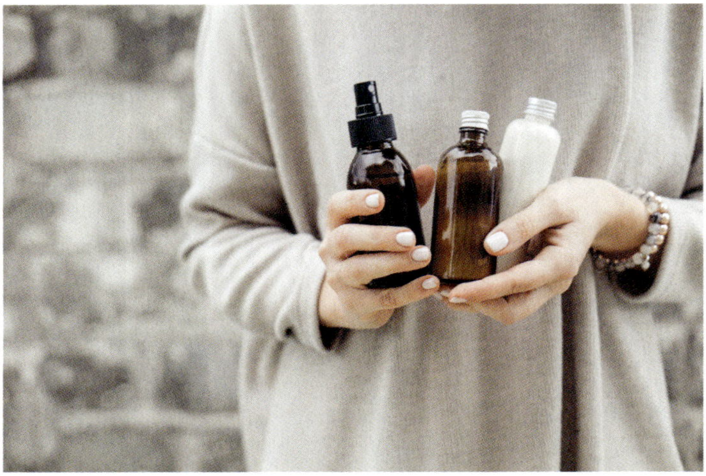

Im Ayurveda werden häufig nicht nur Basisöle wie Sesamöl für die Massage verwendet, sondern richtige Kräuteröle. Die Kräuteröle haben jeweils eine spezifische Wirkung und können abhängig vom Konstitutionstyp und von bestehenden Beschwerden eingesetzt werden. Im Folgenden findest du drei Öle, die du besonders gut verwenden kannst:

1. Mahanarayan Thailam: *Thailam* bedeutet, dass die Basis des Öls aus Sesamöl besteht. Mahanarayan Thailam ist ein Öl, das entzündungshemmend, schmerzlindernd und nährend auf die verschiedenen Körpergewebe wirkt. Man verwendet es vor allem bei Versteifung der Gelenke, Sehnenentzündungen und rheumatischen Erkrankungen. Kurz gesagt: Es wird vor allem bei verschiedenen Leiden des Bewegungsapparates eingesetzt. Zudem eignet es sich wunderbar als Ganzkörperöl für Vata-Typen oder bei Vata-Ungleichgewicht wie zum Beispiel innerer Unruhe.

2. Pinda Thailam: Dieses Öl hat eine kühlende und blutreinigende Wirkung. Pinda Thailam beruht wie das erste Öl auf einer Sesamöl-Basis. Es wird vor allem bei zu viel Hitze im Körper oder bei Störungen des Hautstoffwechsels angewendet. Pinda Thailam ist vor allem für Pitta-Typen oder bei einem Pitta-Ungleichgewicht geeignet.

3. Shulahara Thailam: Dieses Öl enthält unter anderem Kampfer und Senföl und wirkt reinigend, stoffwechselanregend und erhitzend. Angewendet wird es vor allem bei Verschlackung, Cellulite, Trägheit oder Muskelverspannungen. Kapha-Konstitutionen profitieren von Ölmassagen mit diesem Öl genauso wie Personen mit einer Kapha-Störung.

Die Garshan-Massage, die ayurvedische Trockenmassage, wird mit Seidenhandschuhen durchgeführt. Am Anfang meiner Ayurveda-Karriere habe ich die Garshan-Massage mit einem Peelinghandschuh durchgeführt. Ich bin mir immer noch sicher, dass es für den Lymphabfluss keinen Unterschied macht, ob du einen Seidenhandschuh oder einen Peelinghandschuh verwendest. Aber seit ich meinen Seidenhandschuh habe, möchte nichts anderes mehr verwenden. Durch den Handschuh wird deine Haut wunderbar weich, und es kratzt auch nicht so wie mit einem Peelinghandschuh. Trockenmassagen haben den gegenteiligen Effekt auf Körper und Geist wie die Ölmassagen. Ölmassagen wirken eher beruhigend, während die Garshan-Massage dich aktiviert. Sie regt deinen Stoffwechsel und deine Verdauung an und hilft, den Körper zu entgiften und entschlacken. Die leicht rauen Handschuhe entfernen abgestorbene Hautschuppen und helfen bei der Zellerneuerung und Regeneration der Hautoberfläche. Durch eine regelmäßige Anwendung der Trockenmassage kannst du Gewebe reduzieren. Deshalb wird die Garshan-Massage gerne bei Übergewicht angewendet.

Trockenmassagen eignen sich nicht allzu gut für den ersten und den letzten Lebensabschnitt. Es sei denn, du leidest unter Wassereinlagerungen oder Übergewicht. Ziehe aber vorher einen Experten zurate, der einen Blick drauf werfen kann. Nicht jede Wassereinlagerung und nicht jedes Übergewicht sind Symptom eines Kapha-Ungleichgewichts.

Suche dir einen schönen Platz, an dem du deine Massage ungestört durchführen kannst. Achte darauf, dass der Raum gut gewärmt ist, denn Wärme trägt zur Entspannung bei. Du kannst das Ritual noch beruhigender gestalten, indem du sanfte Hintergrundmusik laufen lässt oder den Raum in warmes Kerzenlicht tauchst. Egal, ob du dir die Massage allein gönnst oder du sie mit deinen Kindern gemeinsam machst, lass es zu einem richtig guten, entspannten Ritual werden.

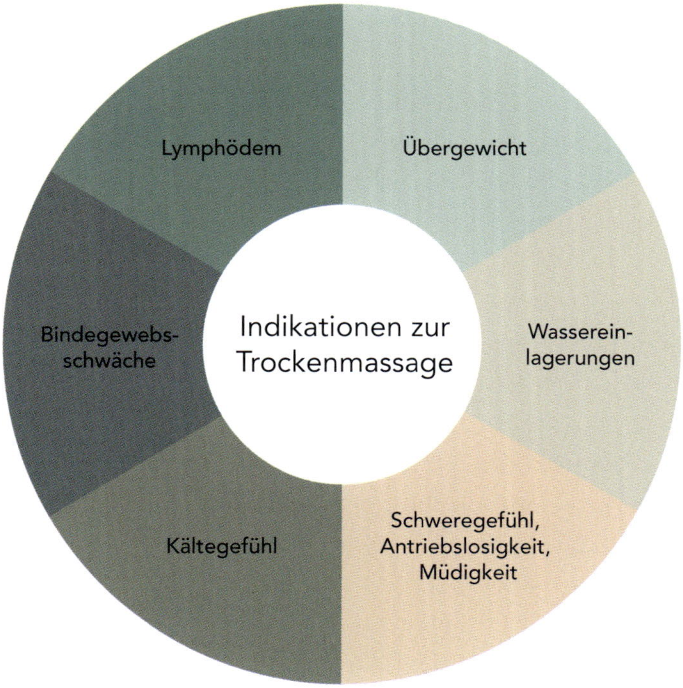
Indikationen zur Trockenmassage
Übergewicht
Wassereinlagerungen
Schweregefühl, Antriebslosigkeit, Müdigkeit
Kältegefühl
Bindegewebsschwäche
Lymphödem

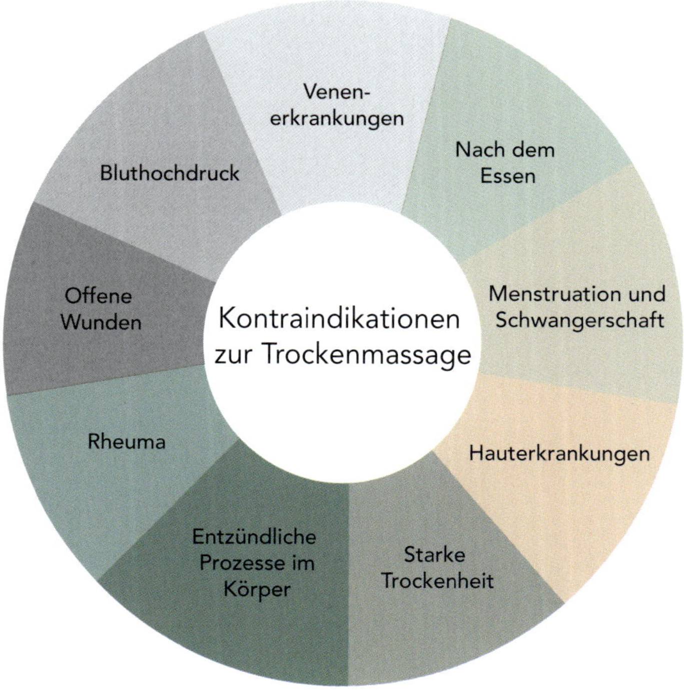
Kontraindikationen zur Trockenmassage
Venenerkrankungen
Nach dem Essen
Menstruation und Schwangerschaft
Hauterkrankungen
Starke Trockenheit
Entzündliche Prozesse im Körper
Rheuma
Offene Wunden
Bluthochdruck

Anleitung für die Ölmassage

In der klassischen Ölmassage werden zwei Streichrichtungen angewendet. Es gibt »Anuloma«, eine Ausstreichung mit der Haarrichtung. Diese wirkt eher beruhigend und ausgleichend. Die andere Variante ist »Pratiloma«. Hierbei streichst du gegen die Haarrichtung. Diese Richtung hat eher einen anregenden und belebenden Effekt auf Körper und Geist.

1. Wenn es morgens schnell gehen soll, kannst du auf die Ölung von Kopfhaut, Haaren und Gesicht verzichten. Ansonsten beginne genau dort. Nimm ein paar Tropfen Öl und massiere sie am Scheitel auf deinem Kopf in sanften kreisenden Bewegungen in die Haut ein. Danach kannst du dich deinen Ohren und deinem Nacken widmen. Streiche hierbei vom Kopf nach unten. Wenn du das Öl in dein Gesicht massierst, streiche sanft von innen nach außen, dies wirkt wie ein kleines Facelifting.
2. Die Arme darfst du etwas kräftiger massieren, wenn es sich für dich gut anfühlt. Streiche die Handgelenke und Hände gut aus und behandle jeden einzelnen Finger, indem du sie mit Daumen und Zeigefinger bis zur Fingerkuppe massierst, drehst und sanft ziehst. Die Handflächen kannst du abschließend mit dem Daumen massieren.
3. Als Nächstes verteilst du das Öl großflächig mit kräftigen Bewegungen von innen nach außen auf deinem Rumpf. Öle deine Schultern und deine Brust ein und verweile dann einen Moment am Herzen. Fließe dann Richtung Bauchnabel und beginne von hier aus nach außen im Uhrzeigersinn zu kreisen. Verteile das Öl über den gesamten Bauchraum und abschließend über Wirbelsäule und Rücken, soweit es möglich ist.
4. Du beendest deine Massage mit dem Unterkörper. Massiere kräftig in kreisenden Bewegungen über dein Gesäß nach unten zu den Oberschenkeln. Deine Beine massierst du in langen Ausstreichungen bis hinunter zu deinen Knien und Waden. Widme dich abschließend deinen Füßen. Streiche dann deine Füße aus, ungefähr so, wie du es bei deinen Händen gemacht hast.
5. Nach der Massage solltest du dich möglichst warm abduschen und eine pH-neutrale Seife verwenden, um die Ausscheidung von Abfallprodukten und Schlacken zu ermöglichen. Rubbele dich nach dem Duschen kräftig ab und gönne dir noch ein paar Minuten Ruhe.

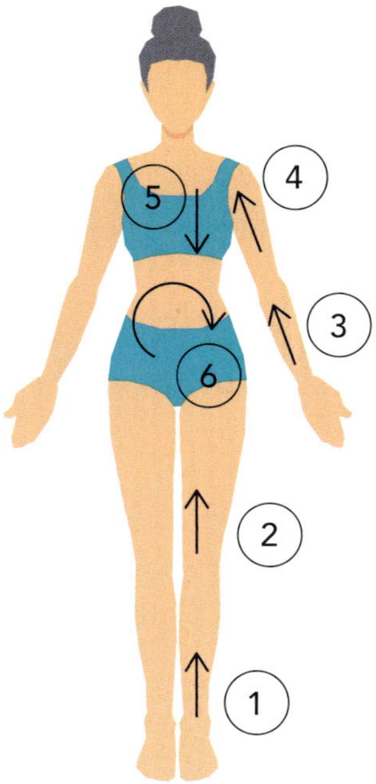

Ablauf einer Trockenmassage

Anleitung für die Trockenmassage

Die Bewegungen der Trockenmassage sind eher streichend als massierend. Du streichst dabei immer in Richtung Herz. Den Druck und die Geschwindigkeit kannst du deinem Empfinden anpassen. Die Trockenmassage soll vor allem eine aktivierende Wirkung auf dich haben. Deshalb empfehle ich nicht zu sanfte Bewegungen. An den Extremitäten streichst du in langen Strichen, an den Gelenken arbeitest du eher mit kreisenden Bewegungen.

1. Beginne links auf der Fußoberseite und arbeite dich von dort nach oben. An der Leiste angekommen, bearbeitest du die rechte Seite.
2. Der Bauch und die Brust werden mit kreisförmigen Bewegungen massiert. Kreise hierbei immer mit der Verdauungsrichtung, also vom rechten Unterbauch in den linken Unterbauch.
3. Nach der Körpermitte widmest du dich den Händen und Armen. Der Rücken kann entweder von einem anderen Familienmitglied übernommen werden oder du massierst einfach nur die Bereiche, die du selbst erreichen kannst. Am Ende kannst du noch sanft durch dein Gesicht streichen. Ich persönlich verzichte auf die Massage des Gesichts, weil die Haut dort sehr dünn ist.
4. Dusche dich nach der Garshan-Massage warm ab und verwende eine pH-neutrale Seife zum Waschen, um die Ausscheidung der Abfallprodukte und Schlacken zu ermöglichen. Du wirst das angenehm weiche Gefühl deiner Haut lieben.

Ayurveda-Wasser

Ayurveda-Wasser ist eigentlich ganz normales Wasser, das aber durch das Kochen verändert wird und geradezu magische Wirkung erhält. Durch das Kochen wird das Wasser mit Energie angereichert, die du nutzen kannst. Außerdem wird das Wasser gereinigt und verändert seine Struktur. Es dringt tief in deine Gewebsschichten ein und hat dadurch eine stärker reinigende Wirkung auf deinen Körper als herkömmliches Wasser. Die Wärme unterstützt zusätzlich dein Agni, wodurch Mahlzeiten besser verstoffwechselt werden können. Das Ayurveda-

Wasser sollte jeden Morgen auf nüchternen Magen getrunken werden. Kinder sollten keinen ganzen Liter trinken, aber der Start mit Ayurveda-Wasser in den Tag ist dennoch wichtig. Der kindliche Körper besteht zu 60 bis 75 Prozent aus Wasser, er braucht Flüssigkeit, um sich gesund zu entwickeln. Koche circa 1 bis 1,5 Liter Wasser in einem Topf ohne Deckel für 10 bis 20 Minuten und trinke das Ayurveda-Wasser lauwarm. Ich koche das Ayurveda-Wasser am liebsten abends vor und halte es in einer Thermoskanne über Nacht warm. Das spart morgens wichtige Zeit, die dann für andere Dinge zur Verfügung steht.

Nasendusche

Die Nasendusche ist im Yoga, im Ayurveda und in der Schulmedizin ein wirklich gutes Mittel, um Krankheiten vorzubeugen. In der Praxis empfehle ich die Nasendusche immer meinen Pollenallergie-Patienten. Durch das Durchspülen der Nase mit einer salzhaltigen Flüssigkeit werden die auf der Schleimhaut abgelagerten Pollen entfernt. Die Spülflüssigkeit sollte aus einer physiologischen Kochsalzlösung im Verhältnis von 0,9 Gramm Kochsalz zu 100 Milliliter Wasser bestehen. Ist mehr oder weniger Salz in der Lösung enthalten, reizt dies die Schleimhaut. Wer es einfach, aber weniger umweltbewusst haben möchte: Es gibt im Drogeriemarkt vorgepackte Salzpäckchen. Dort findest du auch verschiedene Formen von Nasenduschen. Wenn du auf Plastik verzichten möchtest, ist das Neti-Kännchen eine gute Alternative.

Nase und Nebenhöhlen werden bei Jala Neti, wie die Nasendusche im Ayurveda heißt, sanft gereinigt. Sie stimuliert die Schleimhäute und entfernt Schmutzpartikel. Dadurch wird das körpereigene Reinigungssystem, die Flimmerhärchen (auch Zilien genannt) unterstützt, und Staub, Bakterien, Viren sowie Pollen können effektiver abtransportiert werden. Auch Infekten kann so vorgebeugt werden. Die Nase wird befeuchtet, sodass sie weniger trocken ist. Wenn du häufig angeschwollene Schleimhäute hast, kann Jala Neti die Abschwellung unterstützen. Diese Methode kann auch bei übermäßigem Gebrauch von Nasenspray ausprobiert werden. Durch eine freiere Nasenatmung kann sich der Geruchssinn verbessern, und durch die Reinigung der Nebenhöhlen können Infekt-assoziierte Kopfschmerzen reduziert werden.

Ayurveda besagt, dass wir alle individuell sind, also prüfe, wie die Nasenreinigung dir bekommt. Probiere auch aus, ob du sie jeden Tag durchführen willst oder lieber nur einmal in der Woche. Das ist wirklich sehr unterschiedlich. Wenn du das Gefühl hast, dass die Reinigung dir nicht gut bekommt, Wasser in den Nasennebenhöhlen verbleibt oder du Schmerzen oder ein starkes Druckgefühl verspürst, kläre unbedingt mit deinem Arzt, ob diese Reinigungsmethode für dich geeignet ist. Außerdem solltest du die Qualität des Wassers prüfen, das aus deiner Leitung kommt. In manchen alten Leitungen herrscht eine hohe Bakteriendichte. In diesem Fall empfehle ich, die Nasendusche mit abgekochtem Wasser durchzuführen. Das Wasser sollte dabei aber lauwarm und nicht heiß sein!

Anleitung für die Nasendusche

Gib Wasser und Salz in den Behälter und schüttele die Mischung gründlich, damit sich das Salz vollständig auflöst. Setze dann den Nasenaufsatz an ein Nasenloch und beuge den Kopf nach vorne über das Waschbecken. Halte den Mund dabei die ganze Zeit geöffnet, dann gelangt keine Flüssigkeit in den Rachen. Durch das eine Nasenloch fließt die Flüssigkeit ein und durch das andere wieder ab.

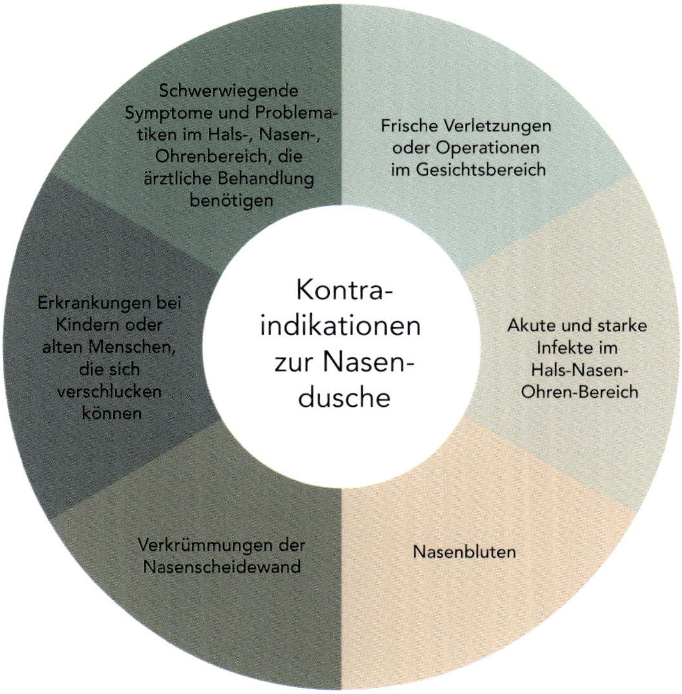

Entspannt den Tag ausklingen lassen

Ordnung und Achtsamkeit sowohl im Außen als auch im Innen sind im Ayurveda, Yoga und in der Schulmedizin wichtige Bestandteile für ein gesundes Miteinander. In unserer westlichen Medizin werden diese Dinge oft unter dem Begriff »Ordnungstherapie« zusammengefasst. Dabei geht es darum, durch achtsames Verhalten, aber auch durch Struktur und Ordnung im Alltag, Ruhe in das Gefühlsleben zu bringen und so auch die Gesundheit zu fördern. Im Mittelpunkt steht dabei die Frage, wie der Mensch seinen persönlichen Lebensalltag gestalten kann, um einen gesundheitsförderlichen Lebensstil zu erhalten beziehungsweise zu entwickeln. So wie die reinigenden Routinen besonders sinnvoll am Morgen sind, so sind achtsame Routinen ein guter Weg, um den Tag entspannt ausklingen zu lassen. Deshalb teile ich dir im Folgenden meine Top-5-Achtsamkeitsroutinen für einen entspannten Abend mit der ganzen Familie mit.

Die 5 besten Achtsamkeitsroutinen

Achtsamkeit ist innerhalb der Familie gar nicht so einfach. Zeitweise kann es ganz schön wuselig werden, vor allem wenn man kleine Wirbelwinde zu Hause hat. Auch Teenager können den Alltag kräftig aufmischen. So ist es gar nicht so leicht, selbst achtsam zu bleiben wie auch andere Familienmitglieder von Achtsamkeitsroutinen zu überzeugen. Wichtig ist eine offene Herangehensweise, um nicht dogmatisch zu werden.

Wenn du kleine Kinder hast, kannst du sie an deine Achtsamkeitsroutinen gewöhnen, sodass für sie nichts Ungewöhnliches daran ist. Das kann sich jedoch in der Pubertät wieder ändern. Und das ist auch vollkommen legitim.

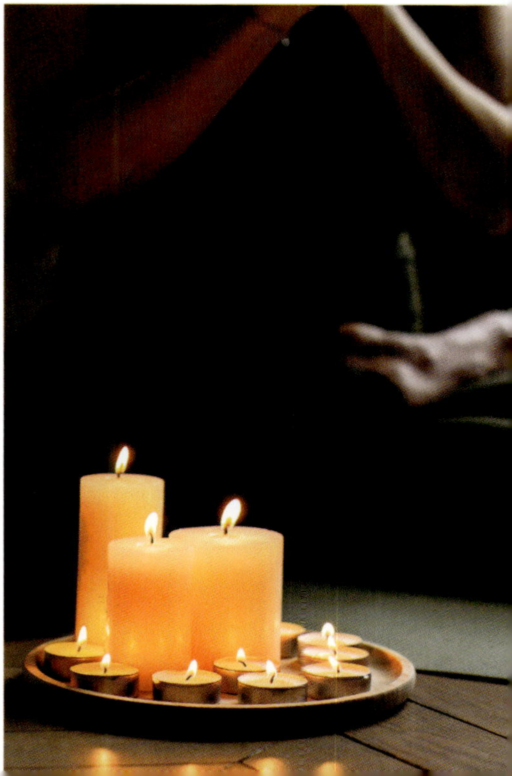

Achtsamkeit und Ruhe am Abend fördern den Schlaf.

Eigentlich ist es sogar gar nicht schlecht: Das ist ein guter Moment für die Familie, um sich neu zu orientieren, und die Jugendlichen lernen, ihre Wünsche und Ansichten zu hinterfragen und zu vertreten. Doch in welcher Form auch immer: Ein achtsames Miteinander ist genauso wichtig wie ein achtsamer Umgang mit dir selbst und mit deinen Bedürfnissen. Deshalb habe ich darauf geachtet, dass die Routinen, die ich dir im Weiteren vorstelle, sowohl für dich allein funktionieren als auch innerhalb der gesamten Familie.

Selbstreflexion

Durch Selbstreflexion erkennen wir, was uns bewegt, womit wir unsere Zeit aktuell verbringen und ob wir unsere Zeit nicht eigentlich anders verbringen wollen. Wir erkennen, ob uns Gewohnheiten, die sich im Familienalltag etabliert haben, gefallen oder ob sie revidiert werden müssen. Selbstreflexion hilft dir, die Dinge in deinem Alltag neu zu bewerten. Diese Möglichkeit der Evaluation kann man auf die ganze Familie ausweiten. Für dich allein kannst du zur Selbstreflexion besonders gut das Rad des Lebens verwenden.

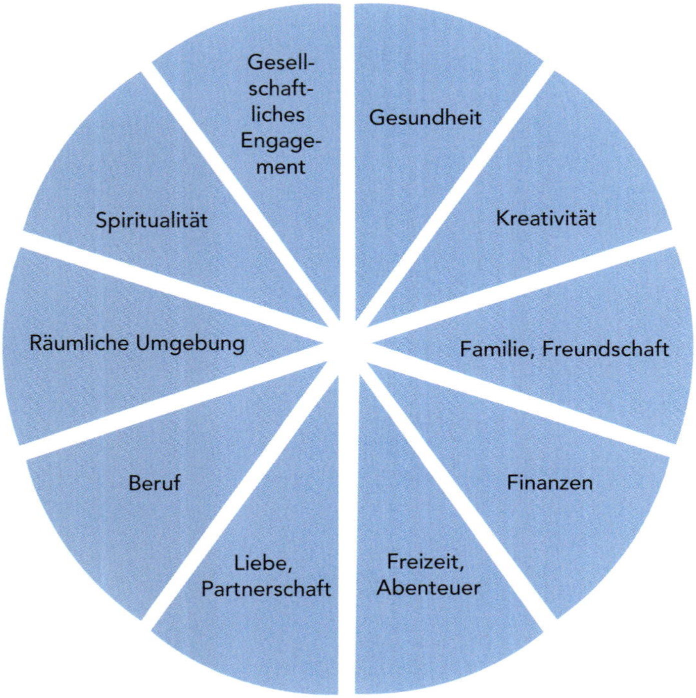

Das Rad des Lebens

In diesem Rad siehst du zehn Bereiche. Du kannst sie mit eigenen Begriffen füllen. Nimm dir in regelmäßigen Abständen Zeit zu reflektieren, wie es in diesen Bereichen deines Lebens läuft. Auch wenn es dir schwerfällt, versuche, die Bereiche ohne schlechtes Gewissen zu priorisieren, indem du die Zahlen 1 bis 10 neben die Bereiche schreibst. 10 hat die höchste Priorität und 1 die niedrigste. Male dann die Felder mit einem bunten Stift aus in dem Maße, wie du zufrieden in diesem Lebensbereich aktuell bist. Wenn du das Feld komplett ausfüllst, bedeutet das, dass du vollkommen erfüllt und zufrieden bist. Füllst du den Bereich kaum aus, bedeutet das, dass du hier nicht so zufrieden bist.

Sieh dir nun das Rad an und schaue, welche Bereiche du besonders hoch bewertet hast, die dich aber bisher noch nicht wirklich erfüllen. Jetzt weißt du, warum das Rad des Lebens ein so wichtiges Tool für dich ist! Denn in diesem Moment hast du dir vor Augen geführt, wo du aktuell noch nicht das Potenzial lebst, das du eigentlich entfalten möchtest. Es geht dabei nicht darum, ein perfekter Mensch zu werden! Wichtig ist einzig und allein zu erkennen, welche Bereiche deines Lebens dich noch nicht erfüllen und dich damit zurückhalten, wirklich glücklich und gesund zu sein. Hast du einen Bereich niedrig bewertet und auch wenig ausgefüllt, dann heißt das nicht, dass du mehr Zeit dorthinein investieren solltest. Ganz im Gegenteil! Hier machst du aktuell alles richtig.

Auch innerhalb der Familie ist es wichtig, Geschehnisse, Wünsche und Erwartungen zu reflektieren und gemeinsame Lösungen dafür zu finden. Diese Reflexion muss nicht täglich durchgeführt werden. Aber vor allem, wenn Konflikte auftreten, kann es wertvoll sein, sich abends gemeinsam Zeit zu nehmen und zu hinterfragen, warum der Konflikt aufgetreten ist und wie er gelöst werden kann. Für eine gemeinsame Reflexion des Familienlebens kann man sich beispielsweise monatlich Zeit nehmen. So gibt es zum Beispiel am letzten Sonntag eines Monats ein Familien-Dinner mit nachfolgender Reflexion. Jeder darf das Erlebte aufschreiben und ohne Angst vor Verurteilung in einem gemeinsamen Gespräch erläutern. So findet man gemeinsam Lösungen und Probleme werden nicht verdrängt, sondern offen auf den Tisch gelegt. Das kann vor allem für Vata- und Kapha-Typen ein wichtiges Ritual darstellen. Beide Typen sind im Prinzip nicht schlecht darin, sich mitzuteilen, aber mitunter reagieren sie mit Rückzug und Trauer, wenn Probleme abgetan werden oder einfach kein verständnisvoller Raum zur Konfliktverarbeitung geschaffen wird.

Meditation

Du hast sicherlich schon viel über Meditation gelesen oder ihre Vorteile am eigenen Körper erfahren. Neben positiven Wirkungen auf psychischer Ebene gibt es auch eine Vielzahl an Wirkungen auf körperlicher Ebene. Dank neuester wissenschaftlicher Studien wissen wir, dass Yoga und Meditation kardiale Risikofaktoren reduzieren und das Immunsystem stärken können.

Beim Achtsamkeitstraining lernst du, den Moment beziehungsweise deinen momentanen Zustand wahrzunehmen, ohne ihn zu bewerten. Ende der 1970er-Jahre entwickelte der Molekularbiologe Jon Kabat-Zinn das Achtsamkeitstraining »Mindfulness-Based Stress Reduction«, kurz MBSR, um vor allem chronischen Schmerzpatienten eine Schmerzreduktion zu verschaffen. Sie hängen oft in einem Teufelskreis fest. Durch Gedanken wie »Die Schmerzen sind heute wieder ganz schrecklich. Ich bin krank. Ich werde nicht gesund und ich muss mich schonen« werden negative Gedanken, Gefühle und Handlungen verfestigt und der Schmerz verstärkt sich. Mit MBSR wird dieser Teufelskreis durchbrochen, denn die körperlichen Auswirkungen werden erkannt und akzeptiert, ohne sie zu bewerten.

Durch den Einsatz bildgebender Verfahren wie die Magnetresonanztomografie (MRT) konnten Forscher am Bender Institute of Neuroimaging an der Universität Gießen beweisen, dass regelmäßiges achtsames Meditieren bestimmte Gehirnbereiche verändert. Der Mandelkern, der als Sitz unseres Angstzentrums gilt, verkleinert sich, und der Hippocampus, der für unsere Gedächtnisfunktion verantwortlich ist, wächst. Im orbitofrontalen Kortex, einem Teil des Großhirnlappens, konnte eine Zunahme der grauen Hirnsubstanz festgestellt werden. Dieser Bereich des Gehirns ist für Entscheidungen zuständig und dafür, wie wir Situationen beurteilen und emotional darauf reagieren. Das sind nur einige wenige Beispiele, wie Achtsamkeit auf unseren Körper wirken kann. Solltest du dies nicht noch nicht selbst erfahren haben, ist heute genau der richtige Tag, um damit zu starten.

Mir wird immer wieder die Frage gestellt, wie man richtig meditiert. Ich bin überzeugt, dass es hier kein »richtig« oder »falsch« gibt. Meditation wie auch andere Achtsamkeitsübungen können und sollten so individuell sein wie du selbst. Wenn du einen hohen Vata-Anteil in dir trägst, fällt es dir vielleicht schwer, deine Gedanken zur Ruhe zu bringen. Vor allem wenn du in einem völlig stillen Raum sitzt. Denn dann hörst du jedes kleinste Geräusch oder womöglich werden deine Gedanken immer lauter. Für den Anfang kann es darum sinnvoll sein, sich auf eine geführte Meditation einzulassen oder leise Musik im Hintergrund zu hören. Auch ein Mantra, auf das du dich konzentrierst, kann dir helfen, nicht von deinen Gedanken überrollt zu werden. Wenn Vata-Typen sehr gestresst oder erschöpft sind, kann eine Meditation im Liegen sinnvoll sein, um eine noch nähere Verbindung zur Erde herzustellen und so ein Gefühl von Stabilität und Sicherheit zu erfahren.

Kapha-Typen sollten auf eine liegende Meditation besser verzichten. Das würde den Kapha-Anteil nur unnötig erhöhen. Vor allem in den Morgenstunden kann das zu Trägheit und Schwere im Tagesverlauf führen. Wenn Kapha-Typen aus dem Gleichgewicht geraten sind und eine Vata-Störung entwickelt haben, kann jedoch eine liegende Meditation wirkungsvoll sein. Aber im Allgemeinen solltest du eine sitzende Meditation vorziehen. Auch eine Gehmeditation in der Natur kann für Kapha vorteilhaft sein. Durch die Bewegung und die frische Luft kommt der Kreislauf in Schwung und kurbelt den Stoffwechsel an.

Wenn du einen hohen Pitta-Anteil in deiner Konstitution hast, kann Meditation sehr anstrengend für dich sein. Pitta neigt dazu, sehr ehrgeizig zu sein und sich durch Disziplin und Intelligenz nach oben arbeiten zu wollen. Um Ziele zu erreichen, sind Pitta-Typen oft mit ihrer Umwelt beschäftigt, anstatt sich mit Emotionen und inneren Konflikten auseinanderzusetzen. Dadurch können bei Achtsamkeitsübungen unterdrückte Emotionen zutage treten. Nicht selten äußern sich Ängste dann durch Wut. Genau aus diesem Grund kann Meditation für Pitta aber auch ein echter Gewinn sein. Pitta-Typen haben eine schnelle Auffassungsgabe und können durch Achtsamkeitsübungen einen Zugang zu ihren wahren Wünschen bekommen. Als Pitta-Typ kannst du dazu neigen, die Energie gegen dich selbst zu richten, indem du dich selbst herausforderst und Überforderung als Normalzustand ansiehst. Dadurch können nicht nur Magengeschwüre, sondern auch typische Burn-out-Syndrome entstehen. Durch Meditation lernst du, die Warnsignale von Überforderung von einer Herausforderung zu unterscheiden. Du erkennst, wann es Zeit ist, sich einmal entspannt zurückzulehnen, statt immer mehr zu investieren. Es hilft dir auch, unverdauten Emotionen Raum zu geben und zu mehr Ausgeglichenheit und innerer Ruhe zu finden.

Zugegeben, im Hinblick auf das Leben im Hier und Jetzt und der bewussten Wahrnehmung der unzähligen Glücksmomente unseres Alltags sind Kinder uns meist einen Schritt voraus. Aber auch sie können von einer regelmäßigen Meditation profitieren. Spielerisch in den Alltag eingebunden, ist dieses gemeinsame Ritual unbezahlbar. Kinder sind im Alltag einer Vielzahl an Reizen ausgesetzt. Eine kurze und spielerisch angeleitete Meditationspause ist da genau das Richtige, um diese Reize angemessen zu verarbeiten: Die Atmung verändert sich, der Geist kommt zur Ruhe und die Konzentrationsfähigkeit steigt. Die Meditation wirkt entspannend und steigert die Zufriedenheit der Kinder auch im späteren Verlauf des Lebens. Ängste und Selbstzweifel reduzieren sich. Zusätzlich zeigen Studien, dass Kinder, die regelmäßig meditieren, durch die immunfördernde Wirkung im Allgemeinen gesünder und ausgeglichener sind. Vielleicht denkst du: »Genau, meinen kleinen Vata-Wirbelwind werde ich natürlich ganz einfach gebändigt bekommen, um 20 Minuten still sitzend zu meditieren, ist klar!« Das gestaltet sich tatsächlich schwierig. Kindermeditationen lassen sich darum am einfachsten in Form von Fantasiereisen durchführen. Dabei können die Kinder den Worten der anleitenden Stimme lauschen und ihrer Fantasie folgen, anstatt die Gedanken in Stille selbst kontrollieren zu müssen. So bekommen Kinder einen guten Abstand vom Alltag, und ganz nebenbei trainieren sie zusätzlich ihre Vorstellungskraft. Es ist wichtig, dass dafür ein Raum zur Verfügung steht, in dem die Kinder nicht noch zusätzlich abgelenkt werden. Ein abgedunkelter Raum bietet sich dafür an. Du kannst es dir dort mit Decken und Kerzen richtig gemütlich machen. Am besten richtest du den Raum mit deinen Kindern gemeinsam ein, sodass sich jeder wohlfühlt und die Besonderheit dieses Rituals erkennt. Außerdem solltest du deinem Kind erklären, was genau passiert und wie es sich in den nächsten Minuten verhalten soll. Fünf Minuten reichen für den Anfang völlig aus.

Auch im hohen Alter hat die Meditation noch einen großen Stellenwert für die Gesundheit. Bei älteren Familienmitgliedern kann Meditation helfen, die Aufmerksamkeit und Konzentrationsfähigkeit zu stärken, wodurch Stürzen vorgebeugt und die Gedächtnisleistung verbessert werden kann. Dies legen Gehirnscans nahe, die ein US-amerikanisches Forscherteam des Massachusetts General Hospital der Harvard Medical School 2014 gemacht hat. Ältere Menschen, die regelmäßig meditieren, konnten bei diesen Untersuchungen schneller denken. Sie hatten auch dichtere und robustere neuronale Netze als Nichtübende, was einen entscheidenden Faktor für die Gehirnleistung darstellt. Je achtsamer eine Person war, desto schneller und geschmeidiger liefen Denkprozesse ab und desto dichter und unverwüstlicher waren ihre Schaltkreise im Gehirn.

Dankbarkeitstagebuch

Achtsamkeit im Alltag bedeutet auch, die kleinen alltäglichen Dinge wertzuschätzen. Seit ich vor vier Jahren das Buch *Das große Glück der kleinen Dinge* von Janice Kaplan gelesen habe, gehört die Praxis der Dankbarkeit zu meinem Leben dazu. Auch wenn ich es nicht jeden Tag schaffe, etwas aufzuschreiben, so versuche ich doch, mir jeden Tag ein paar Minuten zu nehmen, um mich für das, was ich in meinem Leben habe, zu bedanken. In einem schnelllebigen und hektischen Familienalltag kann es aber auch passieren, dass wir abends einfach nur noch ins Bett fallen. Um dir vor Augen zu führen, wie viele wundervolle Dinge du im Leben hast und wie dankbar du auch für die kleinen Dinge im Alltag sein kannst, kann ein Dankbarkeitstagebuch genau das Richtige sein. Auch für alle anderen Familienmitglieder ist diese Dankbarkeitspraxis von hohem Wert. Selbst Kinder, die noch nicht schreiben können, bleiben dabei nicht außen vor. Ein gemeinsames Ritual könnte zum Beispiel werden, beim abendlichen Zubettbringen drei Dinge aufzuzählen, wofür man dankbar ist. Und glaub mir: Drei Dinge, für die man dankbar ist, findet man wirklich jeden Tag! Auch wenn ein Tag ein noch so negatives Gefühl in mir hinterlassen hat, wenn ich ein bisschen nachdenke, finde ich immer drei Dinge, für die ich mich bedanken möchte. Und wenn es nur ist, dass ich nach diesem Tag in meinem eigenen, warmen Bett liegen darf. Nimm dir doch jetzt in diesem Moment Zeit, um zu überlegen, wofür du dankbar bist, und schreibe drei Dinge davon auf.

1. ______________________________

2. ______________________________

3. ______________________________

Die Dankbarkeitspraxis kann auch in das monatliche Zusammenkommen der Familie integriert werden, um den Zusammenhalt und das Vertrauen innerhalb der Familie zu stärken. Damit bietest du außerdem allen den Raum, um sich bei anderen Familienmitgliedern zu bedanken.

Vision Board für die Familie

Hast du dich schon mal gefragt, was du dir vom Leben wünschst? Wie dein Leben in den nächsten ein, zwei, drei oder vier Jahren aussehen soll? Vielleicht gibt es auch Dinge, die du dir für dein Familienleben wünschst, vielleicht Erlebnisse, die du mit deiner Familie sammeln möchtest. Ein Vision Board, auch Dream Board genannt, ist genau dafür da, denn darauf ist Platz für eine Collage aus Bildern, Zitaten oder auch Illustrationen, die deine Träume, Ziele und Wünsche verbildlichen. Ein Vision Board hilft dir, Motivation und Inspiration zu schöpfen und dich im Sinne des Gesetzes der Anziehung deinen Wünschen näherzubringen. Das Gesetz der Anziehung beschreibt, dass Gleiches Gleiches anzieht. So kannst du mit der Energie, die du aussendest, das in dein Leben holen, was du dir wirklich wünschst. Willst du mehr Liebe und Gelassenheit in deinem Leben? Dann solltest du auch diese Energie aussenden und den Menschen in deiner Umgebung oder dir selbst mehr Gelassenheit und Liebe schenken. Natürlich ist das Vision Board keine Wunscherfüllungsmaschine, aber trotzdem ist es wichtig, seine Wünsche und Ziele nicht nur als Einzelperson, sondern auch als Familie im Blick zu haben. Das können ganz banale Dinge sein wie Reiseziele oder ein sauberes Zuhause, es kann aber auch um größere Dinge wie Zufriedenheit und Glück gehen. Ein Vision Board zu erstellen, ist ganz einfach.

1. Setzt euch zusammen und macht euch eure Wünsche, Ziele und Visionen bewusst. Jeder darf so groß träumen, wie er möchte. Es gibt kein »Das geht nicht!« oder »Das schaffen wir nicht!«. Jeder darf seine Wünsche ohne Angst vor Verurteilung frei äußern. Wenn du dir dein eigenes Vision Board basteln möchtest, dann kannst du auch dein Rad des Lebens hinzuziehen. Du kannst zum Beispiel zu jedem der zehn Lebensbereiche deine Wünsche und Ziele definieren.
2. Wenn ihr alle Visionen, Wünsche oder Träume gesammelt habt, sucht euch Bilder dafür. Dabei ist es nicht wichtig, woher die Bilder kommen, ob es gegenständliche Abbildungen oder Zitate sind. Entscheidend ist, dass ihr etwas mit den Bildern verbindet, dass ihr euch durch die Bilder inspiriert und glücklich fühlt. Es können Bilder aus Zeitschriften oder aus dem Internet sein oder malt selbst etwas. Lasst eurer Kreativität freien Lauf. Ordnet die Bilder entsprechend der Wünsche der einzelnen Familienmitglieder an und klebt sie auf eine große Leinwand oder Ähnliches.
3. Findet einen Ort für das Vision Board, an dem es für alle gut sichtbar ist. Oder wählt einen Platz, an dem man sich in Ruhe davorsetzen kann, um es intensiv zu betrachten, zum Beispiel, um den Tag entspannt ausklingen zu lassen. Dies könnt ihr einzeln oder gemeinsam tun. Auch bei dieser Übung

spielt Dankbarkeit eine große Rolle. Wenn ihr die Collage betrachtet, könnt ihr euch darauf besinnen, wie erfüllt euer Leben schon ist und was noch alles kommen wird. Empfindet Dankbarkeit für all das, das schon in Erfüllung gegangen ist, und für das, was noch in Erfüllung gehen wird. Nicht nur für dich, sondern auch für deine Kinder kann das Vision Board eine Orientierung und eine große Hilfe für ein bewusstes, achtsames Leben sein.

Yoga für die ganze Familie

Gemeinsam Yoga zu machen, bringt viel Spaß. Neben der Freude an der Bewegung bietet Yoga viele gesundheitliche Vorteile für die ganze Familie. Durch Kinderyoga lernen Kinder und Jugendliche, Stress abzubauen und mit Aggression oder anderen starken Emotionen umzugehen. Yoga hilft, selbstbewusster und ruhiger zu werden, und kann sogar Schulangst, Depressionen, Essstörungen, ADS/ADHS und Probleme aufgrund von Traumata reduzieren. Durch Yoga wird die Wahrnehmung, die Konzentration und die Kognition von Kindern wie von Erwachsenen gestärkt und das soziale Miteinander verbessert. Die motorische Leistungsfähigkeit der Kinder wird genauso gefördert wie Flexibilität, Haltung und Koordination. Yoga steigert auch Kraft und Ausdauer bei Kindern und Jugendlichen. Auf diese Weise lernen Kinder und auch Erwachsene durch Yoga ihre Selbstwirksamkeit neu kennen.

Kinder sind meist etwas gelenkiger als ihre Eltern, darum fallen ihnen die Übungen in der Regel einfach. Etwas schwerer fällt ihnen, die Übungen in Ruhe auszuführen. Deshalb müssen manche Übungen angepasst werden, aber im Grunde können Kindern alles praktizieren, was man als Erwachsener im Yoga auch macht. Beachte dabei aber, dass der kindliche Körper noch in der Entwicklung ist. Übermäßige Kraftanstrengung sollte vermieden werden, und auch übertriebene Dehnhaltungen sind nicht sinnvoll.

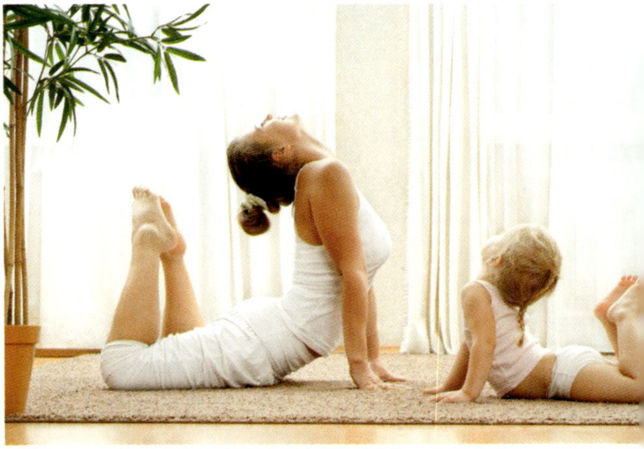

Eine gemeinsame Yogapraxis stärkt die Bindung.

Yoga ist aber nicht nur was für junge Menschen, sondern auch für ältere Menschen bietet Yoga viele gesundheitliche Vorteile. Die Flexibilität und das Gleichgewicht verbessern sich dank der Übungen, und die motorischen Fähigkeiten werden gestärkt. Dadurch vermindert sich die Sturzgefahr im höheren Alter, wodurch die Zahl der Krankenhausbehandlungen drastisch gesenkt werden kann. Auch auf die typischen Volkskrankheiten wie Diabetes, Übergewicht und Bluthochdruck hat Yoga einen protektiven Einfluss. Häufiger sagen Patienten und Klienten zu mir: »Ich bin nicht gelenkig genug für Yoga!« Aber das ist ein Irrtum. Niemand muss gelenkig sein für Yoga. Ganz im Gegenteil, durch Yoga wird man gelenkig und dadurch können sich Blockaden im Körper lösen, die zu Krankheiten führen und uns sowohl körperlich als auch mental belasten können.

Wenn du morgens Zeit hast – und sei es nur am Wochenende –, starte doch gemeinsam mit deiner Familie mit Yoga in den Tag. Der Sonnengruß und das richtige Warm-up sind besonders wichtig, wenn du mit Kindern praktizierst, um das Verletzungsrisiko zu minimieren. Die Asanas, also die einzelnen Positionen, werden in diesem Fall nicht so lange gehalten wie im Erwachsenenyoga, und auch die Endentspannung, Shavasana, muss nicht in die Länge gezogen werden. Auch abends kann es richtig schön sein, gemeinsam Yoga zu machen. Aus ayurvedischer Sicht solltest du dann allerdings auf aktivierende Yogaübungen verzichten, um den Nachtschlaf und die Regeneration nicht zu beeinträchtigen. Abends bietet es sich darum an, sich für ein besänftigendes Yin Yoga zu entscheiden. Das bedeutet, die Positionen, die man einnimmt, werden länger gehalten, und zwar, indem du es dir richtig bequem darin machst. Such dir einfach drei bis fünf Übungen raus, die du für drei bis fünf Minuten hältst.

Grundlegend gilt: Morgens solltest du eher aktivierende Übungen wählen. Zum Beispiel mehrfache Wiederholungen des Sonnengrußes mit vermehrt Rück- und Seitbeugen, während du abends Vorbeugen und Drehungen oder Balancen wählen solltest. Vor allem Vata-Typen profitieren abends von einer kleinen, beruhigenden Yogaeinheit. Aber auch Pitta-Typen kann es helfen, die Emotionen und Geschehnisse des Tages zu verdauen und Entspannung zu finden. Kapha-Naturen können abends Yin Yoga machen, um den Schlaf zu verbessern, sollten aber besser morgens die Chance bekommen, den Körper mit einer einheizenden Yogasession richtig anzufeuern. In der folgenden Tabelle siehst du, welche Asana-Gruppen besonders geeignet sind, um die jeweiligen Doshas auszugleichen.

Asana-Gruppen	Wirkungen auf Körper und Geist	Wirkungen auf die Doshas
Vorbeugen	• Dehnung der Beinrückseiten und des Rückens • fördern Trägheit und Schwere • beruhigend, stressreduzierend, schlaffördernd, entspannend	• Vata reduzierend • Pitta meist reduzierend • Kapha erhöhend
Stehende Rückbeugen, liegende Rückbeugen in Rückenlage	• Stärkung der Beine und der Körpermitte • Öffnung des Brustkorbs • Dehnung der Schultern • energetisierend, belebend, erhitzend • fördern Offenheit	• Vata erhöhend • Pitta erhöhend • Kapha reduzierend
Liegende Rückbeugen in Bauchlage	• wie zuvor • eher kühlende Wirkung	• Vata erhöhend • Pitta meist reduzierend • Kapha reduzierend
Drehungen	• erhöhen die Flexibilität der Wirbelsäule • lösen Verspannungen des Rückens • verbessern die Entgiftung der Organe • regen Agni an • reduzieren Stress, Ängste und Anspannung • schaffen innere Balance	• bringen alle Doshas in Balance
Seitbeugen	• öffnen den Brustkorb und dehnen die Flanken • verbessern die Atmung • aktivierend, belebend, stimmungsaufhellend	• Vata reduzierend • liegende/sitzende Seitbeugen: Pitta reduzierend, stehende Seitbeugen: Pitta erhöhend • Kapha reduzierend
Balancen	• fördern das Gleichgewicht • bringen körperlich und geistig in Balance • Stressabbau und Ruhe • Förderung von Achtsamkeit und Konzentration	• bringen alle Doshas in Balance • zum Teil Kapha reduzierend

Asana-Gruppen und ihre Wirkungen

Aana-Gruppen	Wirkungen auf Körper und Geist	Wirkungen auf die Doshas
Stehende Asanas	• stärken meist den gesamten Körper • wirken erhitzend • stärken die Konzentration	• meist beruhigender Effekt auf Vata und Pitta • Kapha reduzierend
Umkehrhaltungen	• aktivieren den gesamten Körper • entlasten das Herz-Kreislauf-System und helfen bei Krampfadern • verstärken Menstruationsbeschwerden • stimulieren Stoffwechsel und Verdauung • verbessern das hormonelle Gleichgewicht • bewirken Perspektivwechsel • beruhigend, ausgleichend	• Vata erhöhend • teils Pitta erhöhend, teils reduzierend • Kapha reduzierend

Wenn du mehr zu diesem Thema wissen möchtest, kann ich dir mein Buch *Ayurveda-Yoga* empfehlen. Dort erfährst du zudem, wie du Yoga an die Bedürfnisse der verschiedenen Konstitutionen, an die Tages- und auch die Jahreszeit anpassen kannst.

Experteninterview mit Regula Flisch: ayurvedische Rituale integrieren

Wie hast du es geschafft, die ayurvedische Rituale in deine Familie zu integrieren? Wo gab es Schwierigkeiten und wie hast du sie gelöst?

Die unterschiedlichen Tagesrhythmen der jeweiligen Familienmitglieder haben Auswirkungen auf die Rituale im Alltag. Bei kleineren Kindern ist ein abendliches Gutenachtritual einfacher umsetzbar, weil die Kinder in der Regel zur ähnlichen Zeit ins Bett gehen. Mit größeren Kindern verändert sich dies.

Wir haben die Rituale unter der Woche vor allem mit dem schon erwähnten gemeinsamen Abendessen gelebt, ein wichtiger Bestandteil war ergänzend dazu das sonntägliche späte, gemeinsame Frühstück. Dies konnte gut und gerne zwei bis drei Stunden dauern und dabei wurde über alle möglichen Themen diskutiert. Dieses Ritual hat uns als Familie sehr zusammengeschweißt, und für mich zeigt sich an diesem Beispiel auch deutlich, dass nicht die Anzahl der Rituale, sondern ihre Qualität eine große Bedeutung im Familienalltag spielt.

Ein weiteres Ritual war das gemeinsame Zubereiten von Mahlzeiten, was wir vor allem an Wochenenden und in den Ferien praktizierten. Das Kochen hat bereits mit dem Einkaufen begonnen, so haben wir oft auf dem Markt eingekauft und gemeinsam Menüs kreiert. Dabei konnten die Kinder ihre Ideen einbringen und auch umsetzen. Die Rolle der Erwachsenen ist es eher zu beraten. Dabei können passende Lebensmittelkombinationen zusammengestellt und solche, die im Ayurveda nicht empfohlen werden, weggelassen werden.

Ayurveda sollte sich aus meiner Sicht ganz »normal« in den Familienalltag integrieren lassen, sodass Ayurveda ein Lebensstil ist, der sich auf das Zusammenleben und das Wohlbefinden der Familienmitglieder positiv auswirkt. Drei Erkenntnisse waren für mich hilfreich:

1. Kinder lieben es, mit ihren Eltern zusammen zu kochen. Lass deine Kinder nicht die »lästigen Arbeiten« wie den Abwasch machen, sondern lass sie Teil des kreativen Prozesses des Kochens werden und sich im Ausprobieren üben. Das gilt auch für ayurvedische Kräuter – lass deine Kinder damit experimentieren und herausfinden, was ihnen schmeckt und was nicht.

2. Baue kleine Rituale in den Alltag ein, egal, wie alt deine Kinder sind. Rituale geben den Kindern Sicherheit und Struktur.

3. Wenn der ayurvedische Lebensstil sich ganz natürlich im Alltag umsetzen lässt, nehmen die Kinder auf normale Art und Weise viele Elemente davon mit und können später entscheiden, was sie davon beibehalten möchten.

Die ganze Familie natürlich gesund

Du hast auf den letzten Seiten sehr viel über die Vorteile von Ayurveda, Yoga und Achtsamkeit gelernt. Du weißt, dass Planung und Ordnung einen genauso wichtigen Stellenwert für unsere Gesundheit haben wie Ernährung und Bewegung. Was aber passiert, wenn wir doch mal im Ungleichgewicht sind? Wenn diese Disbalance dazu führt, dass wir Krankheiten entwickeln?

Als Ärztin habe ich die Aufgabe, die Gesundheit von Menschen zu wahren wie auch einzugreifen und zu helfen, wenn sie krank sind. In der Praxis versuche ich immer, die Dinge ganzheitlich zu betrachten. Ich möchte die Symptome, mit denen meine Patienten kommen, nicht nur erkennen, sondern auch verstehen. Warum sind sie gerade krank? Wo liegt die Ursache? Was sind Gründe für das Ungleichgewicht? Und dann behandele ich nach bestem Gewissen sowohl schulmedizinisch als auch ayurvedisch. Mir geht es darum, meine Patienten bestmöglich zu unterstützen. Darum beziehe ich in meine Überlegungen mit ein, wie wir Ernährung und Lebensstil dazu nutzen können, Gesundheit wiederherzustellen und Krankheiten zu verhindern.

Deshalb ist dieser Teil des Buches auch einer der wichtigsten für mich. Ich möchte dir Ernährungs- und Lebensstilempfehlungen an die Hand geben, dank derer du verschiedene Erkrankungen auf natürliche Weise unterstützend zur Schulmedizin behandeln kannst. Schulmedizin und Ayurveda schließen einander nämlich nicht aus. Wir müssen uns nicht für das eine oder andere entscheiden. Wir leben in einer Welt, in der wir uns von allem das Beste aussuchen dürfen, nämlich das, was für uns individuell wertvoll ist und funktioniert. Dank einer richtig guten medizinischen Versorgung und dem großen Wissen aus verschiedensten naturheilkundlichen Lehren genießen wir sehr große Privilegien. Verschließe dich darum nicht vor dem einen oder dem anderen. Nutze Ayurveda wie auch Schulmedizin, um die für dich bestmögliche Gesundheit zu erreichen und zu erhalten.

Ayurvedische Behandlung typischer Kinderkrankheiten

Wir erinnern uns noch einmal zurück: Das Kinder- und Jugendalter ist geprägt vom Kapha-Dosha, von Wachstum und Entwicklung. Kapha steht aber auch für Schleim und Trägheit. Deshalb ist es nicht verwunderlich, dass Kinder und Jugendliche häufiger unter Verschleimungen der Bronchien und Nasennebenhöhlen leiden. Neben diesen Atemwegsinfektionen sind aber auch Magen-Darm-Probleme wie Blähungen oder Verstopfung häufig. Bei akuten oder auch lebensbedrohlichen Erkrankungen sollte eher auf die westliche Schulmedizin zurückgegriffen werden als auf Ayurveda. Was du aber bei bestimmten Erkrankungen zusätzlich auf natürliche Art und Weise tun kannst, erfährst du hier.

Atemwegsinfekte

Infektionen der Atemwege gehen aufgrund des Einflusses des Kapha-Doshas im Kindesalter häufig mit starken Verschleimungen der Bronchien und Nasennebenhöhlen einher. Diese Infektionen können bakteriell bedingt sein, die im Zweifel mit Antibiotika behandelt werden müssen. Antibiotika haben einen sehr schlechten Ruf, und auch ich nehme sie nicht gerne. Dennoch gibt es Krankheiten, bei denen wir uns glücklich schätzen können, dass wir diese Medikamente zur Verfügung haben. Der schlechte Ruf des Antibiotikums kommt vor allem daher, dass wir sie viel zu oft und oft sinnlos einsetzen. Denn Atemwegsinfekte sind zu fast 90 Prozent viral bedingt. Da hilft kein Antibiotikum. Aber natürlich haben diese Medikamente auch einen großen Nachteil: Sie bekämpfen nicht nur die Bakterien, die für unsere Erkrankung verantwortlich sind, sondern auch die Darmbakterien, die unter anderem ein wichtiger Bestandteil unseres Immunsystems sind. Trotzdem gibt es diese rund zehn Prozent Atemwegsinfektionen, bei denen wir manchmal eben doch auf ein Antibiotikum angewiesen sind. Deshalb ist es äußerst wichtig, einen Spezialisten bei akuten Erkrankungen hinzuzuziehen.

Ist die Erkrankung nicht so stark ausgeprägt, kann du es zunächst mit natürlichen Antibiotika versuchen. Es gibt Lebensmittel, die hochantibiotisch wirken und – richtig eingesetzt – darum bei einem Atemwegsinfekt helfen können. Das Gute ist, dass sie unsere wertvollen Darmbakterien nicht so vollständig vernichten, wie es herkömmliche Antibiotika tun. Diese natürlichen Antibiotika kannst du

Kindern verabreichen, aber auch als erwachsene Person kannst du sie nehmen, dann aber in einer höheren Dosierung.

Zudem ist es bei Atemwegserkrankungen von Kindern wichtig, die Ernährung möglichst Kapha-reduzierend zu gestalten, ohne den im Kindesalter gewünschten Kapha-unterstützten Gewebeaufbau zu behindern. Deshalb sind scharfe Lebensmittel eher ungünstig. Frischer Ingwer hat jedoch eine milde Schärfe und kann als Ingwerwasser in den Tag integriert werden, um Schleim zu reduzieren. Schäle dafür einfach etwas Ingwer, schneide ihn klein und lass ihn 10 bis 15 Minuten im Wasser ziehen. Schleim lässt sich außerdem auch von außen bekämpfen. Erhitze dazu einen Esslöffel Senföl und gib eine Prise Salz hinzu. Babyflaschenwärmer eignen sich gut, um den perfekten Wärmegrad zu erreichen: Probiere das Öl zuerst auf deinem Handrücken aus, um zu testen, ob es nicht zu heiß ist. Es sollte sich auf deiner Haut angenehm warm anfühlen. Wenn es die richtige Temperatur hat, reibe die Brust deines Kindes damit ein. Nach ein paar Anwendungen wirst du merken, dass der Schleim sich langsam löst.

Magen-Darm-Probleme

In meiner Zeit in der Kinderarztpraxis habe ich beobachtet, dass viele Kinder den Sitz ihrer Erkrankung oder ihrer Schmerzen nicht ausmachen können. So reagieren sie häufig mit Bauchschmerzen, auch wenn der Fokus eigentlich woanders liegt. Doch vielleicht haben Kinder aber auch ein sehr viel besseres intuitives Gespür und bemerken, dass Krankheiten im Bauch beginnen, auch wenn sie an anderen Stellen zutage treten. Denn durch eine ganzheitliche Betrachtung unseres Körpers wissen wir inzwischen, dass viele Erkrankungen ihren Ursprung im Magen-Darm-Trakt haben und durch Ungleichgewichte dort entstehen können. Verstopfungen, Blähungen oder Durchfälle können für Kinder sehr belastend sein und weitere Krankheiten begünstigen.

Bauchschmerzen, Koliken und Blähungen können durch Fenchel, Kardamom, Dill oder Kreuzkümmel gemildert werden. Auch hier gilt: Vorsicht bei sehr scharfen Gewürzen! Sie reizen den Verdauungstrakt, wirken gewebereduzierend und austrocknend. Dadurch sind sie für Kinder grundsätzlich nicht gut geeignet. In der Pubertät erhöhen sie den Pitta-Einfluss. Dadurch können sich typische Probleme der Pubertät wie Hautunreinheiten oder Wut und Anspannung weiter verstärken!

Natürliche Antibiotika

Ein natürliches Antibiotikum, dem wir schon bei den Rezepten begegnet sind, ist Kurkuma. Kurkuma hilft bei der Blutreinigung und wirkt gleichzeitig antibiotisch, entzündungshemmend, fungizid, schmerzstillend und virenhemmend. Deshalb ist es ein recht gutes Mittel bei Atemwegsinfekten. Es bekämpft nicht nur Bakterien, sondern auch Viren. Beachte bei natürlichen Heilmitteln, dass sowohl die Dosis höher ist als auch die Heilung meist länger dauert als bei industriell hergestellten Medikamenten. Auch Honig ist ein hervorragendes Antibiotikum. Neueste Studien zeigen, dass Honig im Gegensatz zu herkömmlichen Antibiotika gegen mehrere Erreger, darunter auch multiresistente Keime, gleichzeitig wirken kann. Hinzu kommt, dass die Bakterien keine Resistenzen gegen Honig entwickeln konnten. Die von den Wissenschaftlern eingesetzten Honigsorten waren Manuka und Jelly Bush aus Neuseeland beziehungsweise Australien. Bisher wissen die Forscher nicht genau, wie der Honig es schafft, Infektionen zu heilen. Sie wissen nur, dass er es tut. Auch wenn Honig einen süßen Geschmack besitzt, hat er keine Kapha-erhöhenden Eigenschaften, sodass er bei Verschleimungen gut eingesetzt werden kann. Knoblauch ist ein weiteres gutes Antibiotikum, doch Kindern ist er oft zu scharf.

Du brauchst: 1 TL Kokosöl • 1 TL Kurkumapulver • 200 ml pflanzliche Milch • 1 TL Honig (bei Kindern unter einem Jahr einfach weglassen)

1. Erhitze das Kokosöl in einem Topf und röste das Kurkumapulver kurz darin an.
2. Gib die pflanzliche Milch dazu und lass alles kurz aufkochen.
3. Das Gemisch sollte entweder heiß oder lauwarm getrunken werden. Wenn du zusätzlich die antibiotische Kraft des Honigs nutzen möchtest, solltest du das Getränk auf unter 40 Grad Celsius abkühlen lassen und erst dann den Honig hinzugeben.
4. Diese Milch dreimal täglich einnehmen.

Bei Bauchschmerzen, Koliken und Blähungen kann auch äußerlich zur Linderung beigetragen werden, indem du das Baby oder Kleinkind mit dem Rücken auf deine Oberschenkel legst, die Füße berühren deinen Bauch. Beuge die Knie des Kindes an. Das entspannt die Bauchdecke und kann die Schmerzlinderung begünstigen. Bei Verstopfungen hilft zusätzlich eine sanfte Massage des Bauches mit warmem Sesamöl. Massiere in Verdauungsrichtung vom rechten Unterbauch in den linken Unterbauch.

Bei Durchfallerkrankungen ist die Ursache meist nicht so eindeutig, wie man oft denkt. Grund kann ein Überschuss an Pitta im Körper sein. Durch das zusätzliche Feuer wird die Nahrung zu sehr verdaut und zu schnell durch den Magen-Darm-Trakt transportiert, sodass der Dickdarm keine Zeit mehr hat, dem Stuhl Wasser zu entziehen und ihn zu formen. Bei starker Entzündung der Darmschleimhaut kann Blut im Stuhl zu sehen sein. Aber auch ein Übermaß an Vata kann zu Durchfall führen. Dies kennen wir, wenn wir sehr nervös sind. Unser Darm folgt dann dem Bewegungsprinzip von Vata und schleust die Nahrung ebenfalls zu schnell durch den Dickdarm. Dünnflüssiger, breiiger Stuhl ist das Ergebnis.

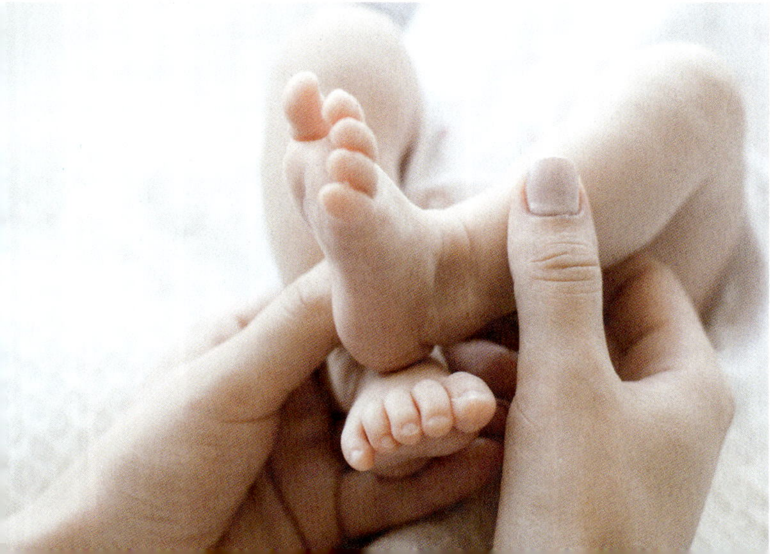

Verdauungsbeschwerden können durch Massagen gelöst werden.

Was tun bei Durchfall?

Durchfall kann unterschiedliche Ursachen haben. Bei sehr starken, lang anhaltenden oder gar blutigen Durchfällen sollte in jedem Fall ein Arzt aufgesucht werden – das gilt auch für Erwachsene. Es kann in diesem Fall notwendig sein, eine Stuhlprobe zu nehmen und diesen auf pathogene Keime testen zu lassen. Wenn es sich jedoch um »einfachen« Durchfall oder sehr weichen Stuhl handelt, kann folgendes Hausmittel helfen, diesen in den Griff zu bekommen.

Du brauchst: 1 TL Fenchelsamen • 200 ml warmes Wasser

1. Lass die Fenchelsamen über Nacht in warmem Wasser ziehen. Wenn du nicht so lange warten kannst, kannst du die Samen auch im trockenen Zustand etwas anpressen. Dann entweichen die Inhaltsstoffe schneller.
2. Siebe am nächsten Morgen die Fenchelsamen aus und fange das Fenchelwasser in einem geeigneten Gefäß auf.
3. Gib deinem Kind alle vier Stunden circa vier Esslöffel des Wassers.

Die Ernährung sollte also vor allem Pitta- und Vata-reduzierend angelegt sein. Das bedeutet, der gesunde süße Geschmack darf jetzt zum Einsatz kommen. Um Durchfall mithilfe der Ernährung zu lindern, bieten sich zum Beispiel Bananen an. Bananen und auch geriebener Apfel enthalten eine Menge an Pektin, das dafür sorgt, dass Wasser gebunden werden kann. Auch Getreide werden größtenteils dem süßen Geschmack zugeordnet. Zum Beispiel beruhigen Haferflocken Magen und Darm, sodass sie bei Durchfall gut eingesetzt werden können. Bei Magen-Darm-Problemen sind feine Haferflocken besser geeignet als Vollkornhaferflocken, da sie leichter verdaulich sind. Auch Möhren gehören zum süßen Geschmack und sind in gekochter Form bestens geeignet, um Durchfall entgegenzuwirken.

Chyawanprash – ein Mus für die ganze Familie

Bei fast allen Erkrankungen braucht unser Immunsystem Nährstoffe, um Erreger zu bekämpfen und unsere Gesundheit wiederaufzubauen. Deshalb ist Chyawanprash die ideale Nahrungsergänzung im Ayurveda. Dieses Amla-Kräutermus besteht aus über 25 Zutaten, unter anderem finden sich darin neben Amla Ghee, Sesamöl, Ashwagandha, Langer Pfeffer (Stangenpfeffer), Kardamom, Bambus, Safran, Zimt und Honig. Amla ist eine Frucht, die stark antioxidativ wirkt und äußerst viel Vitamin C enthält, das ebenfalls ein sehr wichtiger Nährstoff für unser Immunsystem ist. Das Mus kann Kindern und Jugendlichen ohne Bedenken verabreicht werden. Es ist bestens geeignet, um einem Nährstoffmangel nach einem durchgemachten Magen-Darm-Infekt oder bei Hauterkrankungen entgegenzuwirken. Zusätzlich verbessert es den Aufbau der Gewebe, steigert die Intelligenz und die Sehkraft.

Im Ayurveda gilt es aufgrund seiner regenerierenden Wirkung als Rasayana, als Verjüngungsmittel. Deshalb ist Chyawanprash auch im fortgeschrittenen Alter wertvoll. Zudem harmonisiert es alle drei Doshas und kann somit von jedem Konstitutionstyp eingenommen werden. Es sollte jedoch nicht bei Diabetes eingesetzt werden. Grundsätzlich nimmt man nicht mehr als zwei Teelöffel pro Tag, und diese entweder pur, gemischt mit Wasser oder mit warmer Milch.

Probleme beim Zahnen

Wenn Kinder ihre ersten Zähne bekommen, ist das oft mit Schmerzen verbunden. Im Ayurveda werden gern Nelken bei Problemen mit Zähnen und Zahnfleisch eingesetzt. Zermahle ungefähr zehn Nelken zu Pulver und vermische es mit Ghee oder ein wenig Sesamöl in einem Topf. Stelle das Gemisch für wenige Sekunden auf den Herd und lass es dann abkühlen. Achte darauf, dass das Gemisch eher einer Paste ähnelt als einer Creme. Das Ghee oder Öl dient als Trägermittel und hilft, die schmerzlindernde Wirkung der Nelken an den Wirkungsort zu transportieren. Massiere die Paste sanft in das Zahnfleisch ein. Achte darauf, keine zu große Menge zu verwenden, sodass sich dein Kind nicht verschlucken kann. Zusätzlich können auch Massagen eine Linderung bringen. Vor allem sanfte Kopfmassagen bringen Beruhigung und Entspannung. Außerdem hilft es Kindern, wenn sie auf etwas herumbeißen können. Hierfür gibt es spezielle Beißringe.

Ayurvedische Behandlung typischer Erkrankungen im Erwachsenenalter

Das Erwachsenenalter ist von wachsender Unabhängigkeit und Selbstverwirklichung geprägt. Wir beginnen, neue Wege zu gehen sowie Entscheidungen zu treffen, und lernen, für viele Dinge selbst Verantwortung zu übernehmen. Oft vergessen wir dabei aber die Verantwortung uns selbst gegenüber. Klar, wir machen den Haushalt, wir gehen zur Arbeit, wir kümmern uns um Dinge, die die Gesellschaft von uns erwartet. Aber sich um sich selbst zu kümmern, wird oft als Egoismus abgestempelt. Wir stellen unsere Gesundheit, unsere eigenen Bedürfnisse hintan. Wir bewerten unsere Selbstverantwortung unserer Gesundheit gegenüber oft zu gering. Nicht nur, was wir essen, wie oft wir in der Woche Sport machen, sondern auch die mentale Gesundheit ist wichtig, um all den Ansprüchen um uns herum gerecht zu werden.

Ich arbeite tagtäglich mit Erwachsenen, die vergessen haben, dass sie selbst ihre Gesundheit in der Hand haben. Es gibt keine Entscheidung, die du selbstständiger treffen kannst, als die, was du und wie viel du isst, wo und wann du isst. Auch Bewegung liegt in deiner Hand. Es kann niemand für dich und deine Gesundheit Sport treiben und es kann auch keiner für dich Entspannung finden. Das musst alles du selbst tun. Natürlich kannst du Medikamente nehmen gegen den Diabetes, der sich durch einen ungesunden Lebensstil entwickeln kann. Du kannst dir fettsenkende Medikamente verschreiben lassen, damit du weiterhin tierische Produkte zu dir nehmen kannst. Aber ist es das wirklich wert? Möchtest du die Verantwortung für dich wirklich abgeben? Oder möchtest du nicht vielmehr deine Gesundheit schützen als dein wichtigstes Gut?

Wir neigen im Erwachsenenalter dazu, uns zu überfordern. Wir möchten allem gerecht werden und denken dabei oft zu wenig an uns selbst. Dieser Einfluss wird vom Pitta-Dosha in diesem Lebensabschnitt verstärkt. Pitta gibt uns das nötige Feuer, um eigenständig Ideen in die Tat umzusetzen, Entscheidungen zu treffen und Zeit in die Verwirklichung von Projekten zu stecken. Wenn ich rein medizinisch auf die häufigsten Erkrankungen im zweiten Lebensabschnitt blicke, dann fallen mir immer wieder drei ins Auge. Das sind vor allem die koronare Herzkrankheit in Kombination mit Übergewicht, Erkrankungen des Bewegungsapparates und Erkrankungen durch übermäßige psychische Belastung wie Burn-out und Depression. Deshalb werde ich in diesem Abschnitt vor allem auf diese drei Krankheitsbilder eingehen.

Koronare Herzkrankheiten

Von einer koronaren Herzkrankheit (KHK) sprechen wir, wenn die Arterien, die unseren Herzmuskel versorgen, verengt oder verschlossen sind. Dadurch wird unser Herzmuskel nicht mehr ausreichend mit Sauerstoff versorgt, sodass er beschädigt wird und im weiteren Verlauf seine Funktionen nicht mehr ausführen kann. Verschließt sich eine Arterie vollständig, kann es zu einem Herzinfarkt kommen. Die KHK ist in den Industrienationen die häufigste Todesursache. Wie aber kommt es zur Verengung unserer Gefäße? Das geschieht über mehrere Mechanismen. Es gibt neun Hauptrisikofaktoren, von diesen zählen sechs zu den »beeinflussbaren« Risikofaktoren. Das bedeutet, du hast es in der Hand! Diese sechs Faktoren kannst du maßgeblich mitbestimmen! Hierzu zählen: ungesunde Ernährungsweisen mit vielen gesättigten Fettsäuren, die zu einem erhöhten Cholesterinspiegel führen, Bluthochdruck, Rauchen, Diabetes mellitus, Übergewicht und Bewegungsmangel. Als nichtbeeinflussbar gelten die genetische Vorbelastung, das Lebensalter und das männliche Geschlecht. Du kannst also wirklich eine Menge tun, um dich vor dieser Volkskrankheit zu schützen. Weitere wichtige Einflüsse bei der Entstehung der Atherosklerose sind chronische Entzündungen im Körper und chronische Stressreaktionen. Wie psychische Belastungen dich krank machen können und was du dagegen tun kannst, erfährst du später (siehe Seite 189).

Auch Ayurveda betrachtet die KHK als lebensstilassoziierte Erkrankung und will mit einer Ernährungs- und Lebensstilanpassung dagegensteuern. Als Ursachen werden Ernährungsfehler wie übermäßige Einnahme von heißer, schwerer, trockener, bitterer und herber Nahrung sowie häufiges und exzessives Überessen erkannt. Dadurch werden alle drei Doshas gereizt und der Stoffwechsel durch die Reduktion des Verdauungsfeuers (Agni) gestört. Diese Ursachen werden nicht nur aus ayurvedischer Sicht erkannt, sondern auch aus schulmedizinischer. Weil dies wirklich wichtig ist, beschäftigen wir uns nun damit.

Fangen wir mit dem übermäßig heißen Essen an. In ayurvedischer Sicht sollst du warm essen, aber nicht übermäßig heiß. Dein Körper ist ein einzigartiges Wunderwerk. Er versucht, ständig auf deine Umwelt zu reagieren und deine Körperfunktionen perfekt am Laufen zu halten. Dafür muss dein Körper eine gewisse

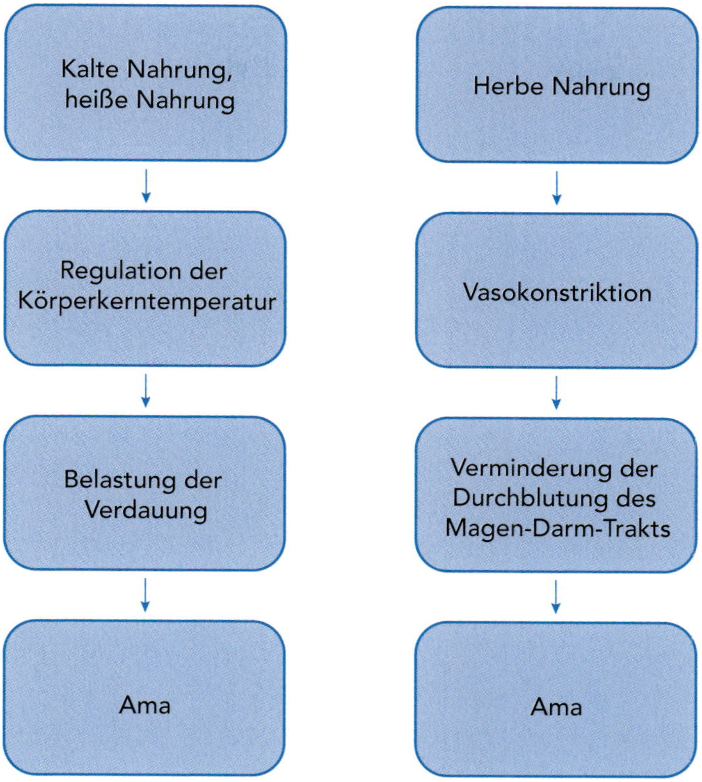

Temperatur besitzen: die Körperkerntemperatur. Genau bei dieser Temperatur fühlen sich deine Enzyme besonders wohl und können ihre Arbeit verrichten. Wenn du sehr kalte Mahlzeiten zu dir nimmst, dann muss dein Körper diese Temperatur erst wiederherstellen, damit deine Verdauung gut ablaufen und die Nährstoffe verwerten kann. Durch diese nicht optimale Verdauung kann sich Ama bilden, das sich in deinen Arterien ablagern kann. Genauso verhält es sich aber auch bei zu heißem Essen: Dein Körper muss sich abkühlen, indem er dein Agni herunterregelt. Auch dann funktionieren Verdauung und Verwertung der Nahrung nicht optimal. Ama entsteht und kann deinen Körper belasten. Wenn wir zu viele herbe Nahrungsmittel zu uns nehmen, können wir damit unsere Verdauung ebenfalls stark belasten, denn der herbe Geschmack wirkt im Körper zusammenziehend. Auch die Gefäße im Magen-Darm-Trakt ziehen sich dann zusammen, wodurch die Darmbewegungen und die Verwertung der Nahrung reduziert sind.

Diese Vorgänge führen natürlich nicht sofort zur Verstopfung deiner Arterien. Es ist vielmehr ein Prozess, der über Jahre hinweg stattfindet. Darum sollte deine Ernährung immer ausgeglichen sein. Du darfst und sollst weiterhin herbe Nahrungsmittel zu dir nehmen, weil sie für andere Organe in deinem Körper eine wichtige Funktion übernehmen. Versuche aber, dies nicht überhandnehmen zu lassen, sondern eine Balance in deinen Gewohnheiten zu etablieren.

Als schwere Nahrung gelten vor allem sehr ölige Nahrungsmittel. Versteh mich nicht falsch: Öle und Fette sind nicht böse! Im Gegenteil, gesunde Fette und Öle sind wichtig, um Vitamine aufzunehmen und unseren Organismus am Laufen zu halten. Trotzdem gibt es Fette, die – im Übermaß konsumiert – schädlich auf deinen Körper wirken und zu Atherosklerose führen können. Dies sind vor allem Transfette, die du überwiegend in Fertigprodukten wie Pizza oder Chips, aber auch Backwaren findest, und gesättigte Fettsäuren, die überwiegend in tierischen Lebensmitteln wie Fleisch, Wurst oder Käse vorkommen. Backwaren gelten im Ayurveda als trockene Nahrungsmittel und sind deshalb in zweifacher Hinsicht ungünstig.

Ein großes Problem unserer Gesellschaft ist außerdem das Überessen. Wir essen einfach zu viel. Die Gründe dafür können vielschichtig sein: Kummer, Gewohnheit, Langeweile. Doch ganz gleich, woran es bei anderen liegt, versuche, dich an den Mengenangaben aus dem ersten Kapitel zu orientieren. Solange du darauf achtest, möglichst frische Mahlzeiten mit einem großen Gemüseanteil, einem guten Getreide- und Hülsenfrüchteanteil und gesunden Fetten in moderaten Portionen zu dir zu nehmen, kann ernährungstechnisch nicht viel schiefgehen.

Neben dem Essen sind Bewegung und Stressreduktion die wichtigsten Grundpfeiler in der Prävention der KHK. Mit Bewegung befassen wir uns gleich noch, darum hier nur ganz knapp: Bewegung sollte vor allem Spaß machen. Eine Fahrradtour mit der Familie, ein gemeinsamer Badeausflug an den See oder eine morgendliche Runde Joggen, tu einfach, wozu du Lust hast. Wenn du jetzt bereits an einer KHK leidest und bisher keine Bewegung in deinen Alltag integriert hattest, solltest du liebevoll mit dir selbst umgehen und langsam starten. Schau, was für dich persönlich möglich ist, ohne dich zu überfordern! Neben der Alltagsaktivität solltest du an fünf Tagen der Woche auf circa 30 Minuten zusätzliche Bewegung kommen.

Stressreduktion kannst du mit verschiedenen Entspannungstechniken erreichen, zum Beispiel mit Yoga, Meditation oder autogenem Training und progressiver Muskelentspannung. Probiere aus, was zu dir passt. Fang einfach an und schau, was passiert. Es geht nicht darum, der oder die Beste im Yoga zu werden, es geht um dich! Es geht darum, dich gesund zu halten. Da ist es egal, ob du dich nicht gelenkig oder nicht schlank genug fühlst. Du hast deine Gesundheit maßgeblich selbst in der Hand. Lass dich nicht von deiner Angst vor Bewertungen von außen abhalten! Im Yoga bietet sich vor allem Yin Yoga an. Diese Form des Yoga fokussiert auf Tiefendehnung, man verweilt dabei sehr lange in den verschiedenen Positionen. Dadurch kommen Körper und Geist zur Ruhe, und du fühlst dich danach tiefenentspannt. Wie du siehst, Gesundheit und Prävention bedeuten nicht immer, ein Medikament oder eine ayurvedische Kräutermischung einzunehmen. Es gibt ganz einfache Sachen, die du selbst beeinflussen kannst, um deine Gesundheit zu schützen und deinen Körper und deinen Geist wertzuschätzen.

Erkrankungen des Bewegungsapparates

Bewegung ist ja immer so eine Sache. Patienten sagen wirklich oft zu mir: »Ich bewege mich ja sehr viel auf meiner Arbeit.« Oder: »Mit meinen Kindern bin ich ständig in Bewegung.« Das glaube ich meinen Patienten auch. Aber Bewegung ist mehr als das. Ich hatte es ja oben schon kurz erwähnt. Wir unterscheiden zwischen Alltagsbewegung und sportlicher Aktivität. Beides ist wichtig, und dennoch wird oft nur eins davon umgesetzt. 53 Prozent aller Deutschen führen eine überwiegend sitzende Tätigkeit aus. Jeder Erwachsene sitzt pro Tag durchschnittlich elfeinhalb Stunden, und bereits Grundschüler bringen es auf etwa neun Stunden täglich. Sowohl das lange Sitzen als auch körperlich sehr belastende Tätigkeit schädigen den Bewegungsapparat. Dessen Erkrankungen zählen zu den häufigsten Krankheiten im mittleren Alter. Der Bewegungsapparat kann auf die unterschiedlichsten Weisen geschädigt werden. Ich gehe im Folgenden auf diejenigen ein, die ich am häufigsten behandle und die man gleichzeitig ayurvedisch gut in den Griff bekommen kann.

Am häufigsten kommen meine Patienten mit Verspannungen der Schulter-Nacken-Muskulatur oder im Lendenwirbelbereich zu mir. Drei Tipps haben sich bei diesen Verspannungen am besten bewährt:

Ayurvedisch gesehen werden Verspannungen oft dem Vata-Dosha zugeordnet und auch schulmedizinisch ist dies logisch. Wir entwickeln besonders häufig dann Verspannungen, wenn eine allgemeine Trockenheit im Körper vorherrscht. Dann können Faszien verkleben, die Muskulatur fließt nicht mehr geschmeidig übereinander und verhärtet sich. Muskuläre Verspannungen aufgrund von Überbelastung oder Überanstrengung bei Arbeit oder Sport und auch psychosomatische Belastungen wie Stress, Depression oder Angststörungen werden ebenfalls einer Vata-Disbalance zugeordnet. Deswegen besteht mein erster Tipp darin, für einen ausgewogenen Flüssigkeitshaushalt zu sorgen. Das erreichst du besonders gut durch warmes Wasser. Es muss nicht immer Ayurveda-Wasser sein, sondern darf auch gerne zimmertemperiert getrunken werden. Dir einfach eine bestimmte Menge zu nennen, die du zu dir nehmen solltest, um dich zu hydrieren, wäre der schlichteste Weg. Aber wie du ja weißt, sind wir alle individuell und gerade beim Wasserhaushalt kommt es auf Größe, Gewicht und vieles mehr an. Deshalb ist der beste Indikator, ob du genug getrunken hast, die Farbe deines Urins. Er sollte nicht komplett entfärbt sein, ein sehr helles Gelb ist perfekt.

Neben der Flüssigkeitszufuhr von außen kannst du auch über Feuchtigkeit und Wärme deiner Haut das Vata-Dosha ausbalancieren. Perfekt dafür geeignet sind Ölmassagen. Du wirkst mit ihnen dem Flüssigkeitsverlust über die Haut entgegen und löst gleichzeitig die verhärtete Muskulatur. Gerade bei stressbedingten Verspannungen sind ayurvedische Ölmassagen eine richtige Wohltat. Für große Schmerzen im Schulter-Nacken-Bereich kannst du dir auch ein schmerzlinderndes Öl herstellen, um es in den schmerzenden Bereich einzumassieren.

Vata ist das Bewegungsprinzip. Du kannst es reizen, indem du dich zu wenig oder zu viel bewegst. Insbesondere verklebte Faszien müssen durchbewegt werden. Deine Faszien kannst du zum Beispiel mit langsamen, nicht zu anstrengenden Yogaübungen oder mit einem Faszienball oder einer Faszienrolle bearbeiten. Nimm dir jeden zweiten Tag Zeit für deine Faszien und du wirst merken, wie sich Verspannungen und verspannungsbedingte Kopfschmerzen verbessern.

Schmerzlinderndes Kräuteröl zur Selbstmassage

Dieses Öl solltest du regelmäßig auf deine Schulter-Nacken-Partie auftragen, um Muskelschmerzen zu reduzieren beziehungsweise vorzubeugen. Nachdem du das Öl sanft in den Bereich einmassiert hast, kannst du dir ein warmes, nasses Handtuch darüberlegen, um die Aufnahme der Kräuter in die Haut und die weitere Entspannung zu fördern. Wiederhole diese Massage regelmäßig, um Schmerzen zu lindern und Entspannung zu fördern.

Du brauchst: 1 EL Gewürznelken • 1 EL Dillsamen • 1 EL Bockshornkleesamen • 1 EL Ajowan • 1 EL Muskat • 1 EL Zimt • 300 ml Senföl

1. Zerkleinere die Gewürze in einem Mörser.
2. Gib das Öl in einen hohen Topf und bringe es leicht zum Rauchen.
3. Nimm den Topf vom Herd und gib die gemahlenen Gewürze hinzu.
4. Stelle das Öl dann für etwa 10 Minuten erneut auf den Herd und lass es bei niedriger Temperatur sanft köcheln.
5. Nimm den Topf vom Herd und lass das Öl ein wenig abkühlen. Presse es dann durch ein Tuch. Es bleibt ungefähr die Hälfte der ursprünglichen Menge des Öls zurück.
6. Massiere dieses Kräuteröl in die schmerzenden Bereiche ein.

Burn-out

Es gibt eine Vielzahl psychischer Erkrankungen, die im jungen und auch im fortgeschrittenen Erwachsenenalter auftreten können. Eine dieser Erkrankungen verzeichnet in den letzten Jahren einen rasanten Anstieg und belastet Betroffene nicht nur persönlich, sondern beeinträchtigt auch das Leben innerhalb der Familie. Beruflichen Zeit- und Leistungsdruck verspüren laut einer Umfrage des Wirtschafts- und Sozialwissenschaftlichen Instituts Mitarbeiter aller Arbeitsebenen in 84 Prozent aller Unternehmen. Knapp 30 Prozent der Deutschen fühlen sich laut Aussage der Krankenkassen ausgebrannt. Menschen im Pitta-Lebens-

Faszienyoga

Du kannst liegende oder sitzende Asanas einnehmen und mit dem Faszienball die jeweiligen Körperbereiche bearbeiten. In dieser Anleitung konzentrieren wir uns auf den Rücken. Du kannst die Übung aber auch für jede andere Muskelgruppe anwenden. Wenn du keinen Faszienball hast, kannst du auch einen Tennisball verwenden.

1. Nimm dir einen Faszienball und lege dich mit dem Rücken auf die Matte. Schiebe den Ball unter dich. Achte darauf, dass er immer den weichen, muskulären Anteil deines Rückens berührt. Solltest du mit dem Ball über die knöchernen Anteile deines Körpers rollen, kann das sehr schmerzhaft sein.

2. Platziere den Ball zunächst rechts neben der Wirbelsäule und bewege dich so, dass der Ball entlang der Wirbelsäule rollt. Danach ist die linke Seite dran.

3. Lass dich immer mit deinem gesamten Gewicht auf den Ball sinken und verweile an den Punkten, die sich besonders schmerzhaft anfühlen. Bleibe dort, bis der Schmerz sich reduziert, und geh dann über zur nächsten Stelle.

4. Wiederhole den Vorgang auch entlang deiner Schulterblätter. Du kannst auf diese Weise deinen gesamten Rücken (und auch Körper) bearbeiten.

Faszienyoga ist auch für Schulkinder geeignet. Sie können durch das bewusste Spüren von Anspannungen im Körper einen guten Zugang zu sich selbst finden und ein besseres Körpergefühl lernen.

abschnitt neigen dazu, sich in ihrer Arbeit zu verlieren und alles zu geben, bis sie sich verausgabt haben. Dies geschieht bis zu einem gewissen Maße, weil die Gesellschaft das von uns erwartet. Schon in der Schule lernen wir, dass wir uns mit anderen vergleichen müssen. Wir sollen bessere Noten haben als andere, wir sollen einen angemessenen Job finden und generell leistungsfähig sein. Das muss aber nicht zwangsläufig zum Burn-out-Syndrom führen. Denn auch wenn wir unter einem großen Druck stehen, können wir es vermeiden auszubrennen, indem wir lernen, die Zeichen unseres Körpers zu lesen und Situationen zu schaffen, in denen wir unsere Erwartungen an uns selbst zurückschrauben und uns Zeit und Raum zur Entspannung schaffen.

Wie kommt es aus ayurvedischer Sicht zum Burn-out, diesem Gefühl massiver Erschöpfung in Verbindung mit Freud- und Lustlosigkeit? Wie du weißt, ist der Grundstein für die Entwicklung einer Erkrankung ein Ungleichgewicht eines oder mehrerer Grundenergien, der Doshas. Diese Disbalance erwächst beim Burn-out oft aus extremer Überanstrengung, vielen Sorgen und Erwartungs- und Leistungsdruck. Aus diesen Faktoren entwickelt sich eine generelle Müdigkeit. Das ist der erste Punkt, an dem wir eingreifen können. Meist verbessert sich diese Müdigkeit nicht einfach dadurch, dass wir mehr schlafen. Denn der Schlaf ist in den meisten Fällen aufgrund der Sorgen und Ängste nicht so regenerativ, wie er sein sollte. Stress löst in deinem Körper eine Entzündungsreaktion aus, der du einerseits durch Stärkung deiner mentalen Stressresilienz und andererseits durch deine Ernährung entgegenwirken kannst. Sattvische, frische Nahrung mit vielen natürlichen Antioxidantien, zu regelmäßigen Zeiten in Ruhe und achtsam eingenommen, kann dich dabei generell unterstützen. Ein Kraut, was im Ayurveda gerne bei Müdigkeit und Erschöpfung gegeben wird, ist Tulsi (siehe Seite 192).

Neben dem Heilkraut sind auch regelmäßige Bewegung und Entspannungsübungen ein wichtiger Bestandteil in der Prävention und Behandlung von akuter Erschöpfung. Die Bewegung sollte jedoch als Ausgleich dienen und kein zusätzlicher Stressfaktor sein. Setz dich also dabei nicht unter Druck. Durch regelmäßige moderate Bewegung können Entzündungsreaktionen im Körper verhindert werden. Je eher man diesen Ausgleich im Alltag integriert, umso besser schützt man sich vor weiteren Folgen. Denn geht die anfängliche Müdigkeit in eine chronische Müdigkeit über, wird es deutlich schwieriger, Motivation und Energie für Bewegung, Meditation und Yoga aufzubringen.

Als chronisch gilt in der Medizin ein Zustand, der mehr als drei Monate besteht. Chronische Müdigkeit macht ein geregeltes Leben fast unmöglich und kann das Familienleben stark beeinflussen. Wichtig ist, sich einzugestehen, dass etwas geändert werden muss, und auch den Mut aufzubringen, sich helfen zu lassen. Denn oft ist es nicht so einfach, aus dieser chronischen Erschöpfung allein herauszufinden. Geistige Verwirrung, Gereiztheit, Wut und Depression können

Tulsi

Tulsi ist eine alte Heilpflanze und wird auch als indisches Basilikum bezeichnet. Im Ayurveda wird Tulsi als Heilkraut gegen jegliche Formen von Stress eingesetzt. Auch in der modernen Wissenschaft konnte die Wirkung gegen metabolischen Stress bestätigt werden. Der Blutdruck und der Blutzuckerspiegel können durch die regelmäßige Einnahme von Tulsi normalisiert werden. Außerdem kann Tulsi als wertvolles Heilkraut die Gedächtnisleistung verbessern. Es darf also auch gerne im späteren Lebensabschnitt eingenommen werden. In Laborversuchen und Studien konnten zudem Stresstoleranz sowie Erschöpfungszustände durch Tulsi-Extrakte verbessert werden. Tulsi wird aktuell sogar für die Behandlung von Demenz beziehungsweise Alzheimererkrankungen in Erwägung gezogen. Das indische Basilikum hat zudem direkten Einfluss auf verschiedene Neurotransmitter und wirkt dadurch angstlösend und stressmindernd. Ich setze es bei meinen Kunden zumeist zur Reduktion von Stress, Depressionen, Müdigkeit oder verschiedenen Entzündungen ein. Dabei empfehle ich, Tulsi in Form von Tee zuzubereiten.

Du brauchst: 2 TL getrocknete Tulsi-Blätter • 200 ml Wasser

1. Wasche die Tulsi-Blätter.
2. Bringe das Wasser zum Kochen und lass es dann ein wenig abkühlen.
3. Übergieße die Blätter dann mit dem Wasser und lass sie 7 bis 10 Minuten ziehen.
4. Seihe den Tee ab und genieße ihn.

Bei akuten Beschwerden wie akuter Erschöpfung, bei Erkältungen oder Entzündungen des Rachens sollten bis zu drei Tassen pro Tag getrunken werden. Wenn du es dir etwas einfacher machen möchtest, kannst du Tulsi auch im Teebeutel kaufen. Kinder, Schwangere und Stillende sollten auf Tulsi besser verzichten, da er einen hohen Anteil an Eugenol enthält. Dies ist ein natürlicher Duftstoff, der die Schleimhäute reizen kann.

Kostaufbau statt, der sich an einer Vata-balancierenden Diät orientiert. Neben der Ernährung wird ein Ayurveda-Arzt auch Heilkräuter empfehlen, die besonders gut zum Aufbau der Knochenmasse eingesetzt werden können. Außerdem nimmt die manuelle Therapie einen großen Stellenwert in der Behandlung der Osteoporose ein. Ölmassagen helfen, das betroffene Gewebe effektiv aufzubauen und Flexibilität im Körper wiederherzustellen. Auch wenn eine Osteoporose besteht, ist Bewegung ein wichtiger Pfeiler der ayurvedischen Therapie.

Der Einfluss von Vata hat immer viel mit unseren Gedanken und unserem emotionalen Zustand zu tun. Blockaden im Körper können dafür sorgen, dass die Energie des Vata-Doshas in uns nicht mehr fließen kann, wodurch es zu einer Ansammlung des Vata-Doshas kommt. Darum ist auch die Lösung solcher Blockaden äußerst wertvoll zur Prävention und Behandlung von Osteoporose. Blockaden kannst du durch verschiedene Techniken lösen. Die zwei bekanntesten Techniken sind Yoga und Meditation, aber auch Reiki ist empfehlenswert.

Doch was, wenn der Knochenschwund bereits eingesetzt hat? Was, wenn du stürzt und dir einen Knochen brichst? Durch die Osteoporose wird der Heilungsprozess erschwert. Doch zum Glück gibt es im Ayurveda ein altes Heilmittel, das bei Knochenbrüchen hilfreich sein kann – und übrigens nicht nur für Menschen mit Osteoporose, sondern auch wenn sich Kinder etwas brechen: Sesam (siehe Seite 198).

Haarausfall

Haarausfall ist zwar nicht unbedingt eine Erkrankung, aber er kann ein Hinweis sein, dass ein Ungleichgewicht besteht. Dass die Haare im Alter lichter werden, ist zwar nicht ganz zu vermeiden. Aber der Prozess lässt sich verlangsamen. Und zudem können wir unsere Haare und Kopfhaut so pflegen, dass wir uns rundum wohlfühlen. Im Ayurveda wird vor allem sehr frühzeitiger Haarausfall als ein Zeichen eines Pitta- oder eines Kapha-Ungleichgewichts gedeutet. Pitta-Typen haben oft schon in jungen Jahren mit Haarverlust zu kämpfen. Grund dafür ist die übermäßige Körperwärme, die die Haarwurzeln angreifen kann. Auch frühzeitiges Ergrauen ist aus ayurvedischer Sicht darauf zurückzuführen. Gefördert wird dies durch den massiven Fleisch- und Alkoholgenuss in unserer westlichen Welt; beides erhöht den Einfluss der Pitta-Energie im Körper. Wenn ein Kapha-Überschuss der Grund für den Haarausfall ist, dann litten die betroffenen Personen

Sesam

Sesam ist ein tolles Heilmittel für den Knochenaufbau. Sesam liefert unter anderem viel Kalzium, Bittersubstanzen und Öl. Auch wenn Kalzium kein Allheilmittel für unsere Knochen ist, so ist es doch ein bedeutender Mineralstoff, der nicht zuletzt für einen gesunden Säure-Basen-Haushalt unabdingbar ist. Dies unterscheidet Sesam von Milchprodukten. Milchprodukte liefern zwar große Mengen an Kalzium, doch leider wirken sie im Körper sauer und haben dadurch einen weniger positiven Effekt, als so mancher denken mag. So wird zum Beispiel ein Teil des enthaltenen Kalziums sofort zur Neutralisierung der Säuren im Körper benötigt. Um für einen gesunden Säure-Basen-Haushalt zu sorgen, kannst du täglich die folgende Mischung einnehmen.

Du brauchst: ½ TL schwarze Sesamsamen • 200 ml Wasser

1. Gib die Samen in einen Mörser und zerkleinere sie ein bisschen.
2. Fülle sie in eine Schüssel mit dem Wasser und lass sie über Nacht einweichen.
3. Nimm sie am Morgen auf leeren Magen mindestens 20 bis 30 Minuten vor dem Frühstück ein.

in der Vergangenheit häufiger an Verschleimungen im Bereich der Bronchien und der Nasennebenhöhlen. In diesem Fall ist es wichtig, die Nasenreinigung, Jala Neti, regelmäßig durchzuführen. Außerdem empfiehlt sich eine regelmäßige ayurvedische Kopfmassage, um die Durchblutung der Kopfhaut zu aktivieren und die Haarwurzeln zu stärken. Die Massage sollte mindestens 15 Minuten dauern. Am besten wird sie mit dem Öl durchgeführt, das ich dir im Folgenden vorstelle. Schulmedizinisch ist diese Technik zur Verbesserung von Haarausfall übrigens umstritten.

Kurkuma

Grundsätzlich heilt der Körper sich bei Knochenbrüchen selbst. Neben der medizinisch chirurgischen Behandlung kann man ihn dabei von innen und außen auf ganz natürliche Art und Weise unterstützen. Kurkuma ist ein wahres Wundermittel im Ayurveda, das ganz unterschiedlich angewendet werden kann. Um die Wirkung von Kurkuma bei Osteoporose zu erklären, muss ich etwas ausholen. Es gibt im Knochen sogenannte Osteoblasten und Osteoklasten. Osteoblasten sind – vereinfacht gesagt – für den Knochenaufbau und Osteoklasten für den Knochenabbau zuständig sind. Dies ist der erste Ansatzpunkt von Kurkuma. Es vermindert die Entwicklung von Osteoklasten im Knochenmark, indem das in ihm enthaltene Kurkumin die Konzentration von Rezeptoren reduziert, die für die Bildung dieser Zellen zuständig sind. Außerdem kann Kurkuma den Hormonhaushalt ausgleichen, sodass die Wirkung der Menopause auf den Knochenabbau reduziert werden kann.

Kurkuma kann innerlich wie äußerlich angewendet werden. Bekannt ist die »goldene Milch«, auch oft Kurkuma-Latte genannt. Du solltest sie zweimal täglich zu dir nehmen. Rezepte für goldene Milch gibt es in Hülle und Fülle, achte aber darauf, dass eine Prise schwarzer Pfeffer dabei ist, dieser erhöht die Wirkung des Kurkuma. Äußerlich hilft eine Kurkumapaste, die direkt auf die betroffenen Stellen verteilt wird. Die Paste wird natürlich nicht auf einen offenen Bruch aufgetragen, sondern erst, wenn die Haut verheilt ist.

Du brauchst: 5 EL Senföl • 1 EL Kurkumapulver

1. Erhitze das Öl in einem Topf.
2. Nimm den Topf vom Herd und gib das Kurkumapulver langsam hinzu.
3. Stell den Topf erneut für 30 Sekunden unter Rühren und schwacher Hitze auf den Herd. Danach ist deine Paste einsatzbereit.

Die Paste sollte zweimal täglich warm aufgetragen und mit einem Verband bedeckt werden. Kurkuma hat eine stark färbende Eigenschaft, ziehe darum am besten nur abgetragene Kleidungsstücke an und vermeide Kontakt zu anderen Textilien.

Haaröl zur Kopfmassage

Du brauchst: 50 g Fenchelsamen • 10 g schwarzer Sesam • 50 g getrocknete Rosenblätter • 200 ml Sesamöl • 50 g Süßholzpulver • 100 ml Kokosöl

1. Zerkleinere die Samen und die Rosenblätter in einem Mörser.
2. Erhitze das Sesamöl in einem Topf und nimm es dann vom Herd.
3. Gib die gemahlenen Kräuter und das Süßholzpulver nach und nach unter Rühren in den Topf.
4. Stelle die gesamte Masse für circa 10 Minuten erneut auf den Herd und lass sie auf kleiner Hitze köcheln.
5. Lass das Öl abkühlen; seihe es dann durch ein Tuch ab. Dadurch entfernst du die festen Bestandteile.
6. Gib das Öl zurück in den Topf und füge das Kokosöl hinzu. Erhitze das Gemisch ganz leicht, damit du das Kokosöl gut unterrühren kannst.
7. Nimm das fertige Haaröl vom Herd, lass es abkühlen und fülle es in eine Flasche um.

Du kannst das Öl jederzeit für deine Kopfmassage anwenden. Nimm dafür ein bisschen Öl auf die Fingerspitzen und massiere es sanft in deine Kopfhaut ein. Lass das Haaröl ungefähr eine Stunde auf der Kopfhaut einwirken. Wasche dir dann die Haare, um Kopfschmerzen vorzubeugen.

Das Warum zählt!

Wir sind am Ende unserer Reise angelangt. Du hast viel über Ayurveda gelernt, hast gelesen, wie die Doshas die verschiedenen Lebensabschnitte beeinflussen und wie du Ayurveda mithilfe der Ernährung und Anpassungen im Lebensstil in deinen Familienalltag integrieren kannst. Ich hoffe, ich konnte dir viele wertvolle Tipps und Hinweise geben. Das Wichtigste ist allerdings, dass du für dich weißt, warum du das alles machen möchtest. Warum soll Ayurveda dir und deiner Familie helfen? Was möchtest du erreichen? Wie möchtest du es umsetzen? Nutze diese Seite, um zu reflektieren, was du aus diesem Buch mitnehmen möchtest. Es liegt in deiner Hand. Du entscheidest, ganz individuell.

Warum möchtest du Ayurveda in dein Familienleben integrieren?

____

____

____

Was kannst du noch heute umsetzen?

____

____

____

Step by step: Was ist dein Ziel für den nächsten Monat?

____

____

____

Wochenplan

	Frühstück	Mittagessen
Montag		
Wer kocht?		
Dienstag		
Wer kocht?		
Mittwoch		
Wer kocht?		
Donnerstag		
Wer kocht?		
Freitag		
Wer kocht?		
Samstag		
Wer kocht?		
Sonntag		
Wer kocht?		

Abendessen	Zwischenmahlzeiten	Besonderheiten (Geburtstage, Feiern)

Einkaufsliste

Trockenfrüchte

- Rosinen
- Cranberrys
- Datteln
- Feigen
- ____________________
- ____________________
- ____________________

Nüsse, Kerne und Samen

- Bio-Studentenfutter
- Mandeln
- Paranusskerne
- Kürbiskerne
- Sesam
- Cashewkerne
- Sonnenblumenkerne
- Flohsamenschalen
- Leinsamen
- ____________________
- ____________________
- ____________________

Getreide und Hülsenfrüchte

- Haferflocken
- Linsen
- Mung Dal
- Basmatireis
- Nudeln aus Linsen, Erbsen, Kichererbsen, Vollkorn
- Quinoa
- Hirse
- Couscous
- Buchweizen
- Erbsen
- Kidneybohnen
- Kichererbsen
- Weiße Bohnen
- ____________________
- ____________________
- ____________________

Öle

- Kokosöl
- Sesamöl
- Olivenöl
- ____________________
- ____________________
- ____________________

Gewürze

- Kurkumapulver
- Zimt
- Kardamompulver
- Schwarzer Pfeffer
- Cayennepfeffer
- Ingwerpulver
- Himalayasalz
- Kala Namak
- Korianderpulver und -samen
- Fenchelsamen
- Anissamen
- Kreuzkümmelpulver und -samen
- Oreganosamen
- Ajowan
- ____________________
- ____________________
- ____________________

Stichwortverzeichnis

Dank

Ich möchte Danke sagen! Ich danke all denen, die dieses Buch möglich gemacht haben. Ich danke meiner wundervollen Familie, die mir gezeigt hat, dass ein Familienalltag nicht immer leicht ist, aber immer Freude und Liebe bereithält. Danke an meine Eltern und meine Großeltern, die dafür gesorgt haben, dass ich mir ein selbstbestimmtes, gesundes und glückliches Leben aufbauen konnte. Danke an meine Schwestern, dass sie immer für mich da sind, wenn ich jemanden brauche. Danke an meine Freunde, die mir den Rücken freigehalten haben und nie die Geduld mit mir verloren. Danke an meine Patienten und Ayurveda-Kunden für ihre Offenheit und ihr Vertrauen, sodass ich ihnen helfen konnte, Ayurveda in ihren Familien zu integrieren. Danke an meinen Partner Florian, der meine Zweifel immer wieder beseitigt und mich unterstützt in wirklich allem, was ich vorhabe. Danke an den Verlag für die erneute Möglichkeit, mein Wissen in einem liebevollen Design auf Papier zu bringen. Und Danke auch an dich, dass du meinen Worten Vertrauen und Achtung schenkst und sogar diese Dankesrede gelesen hast! Ich wünsche allen Leserinnen und Lesern ein gutes Umsetzen und eine wundervolle Zeit mit ihren Familien. Ich glaube, es gibt nichts Schöneres auf der Welt als die liebevolle Bindung und Unterstützung einer Familie – egal, ob man in sie hineingeboren wurde oder sie selbst gewählt hat!

Über die Autorin

Dr. Alina Hübecker ist Ärztin, Yogalehrerin und Ayurveda-Therapeutin. Um die Gesundheit ihrer Patienten dauerhaft zu erhalten, kombiniert sie die westliche Medizin mit Ayurveda und Yoga zu einer ganzheitlichen Therapie. Ihr integratives Konzept vermittelt sie nicht nur in ihrer Praxis, in Kursen und Workshops, sondern auch auf ihrem Blog, auf Instagram und in ihrem Podcast *Ganz schön gesund!*. Wenn du nach der Lektüre dieses Buches weitere Hilfe benötigst oder eine langfristige Ayurveda-Beratung suchst, findest du Alina unter www.dralinahuebecker.com oder auf Instagram unter @dr_alina_huebecker.

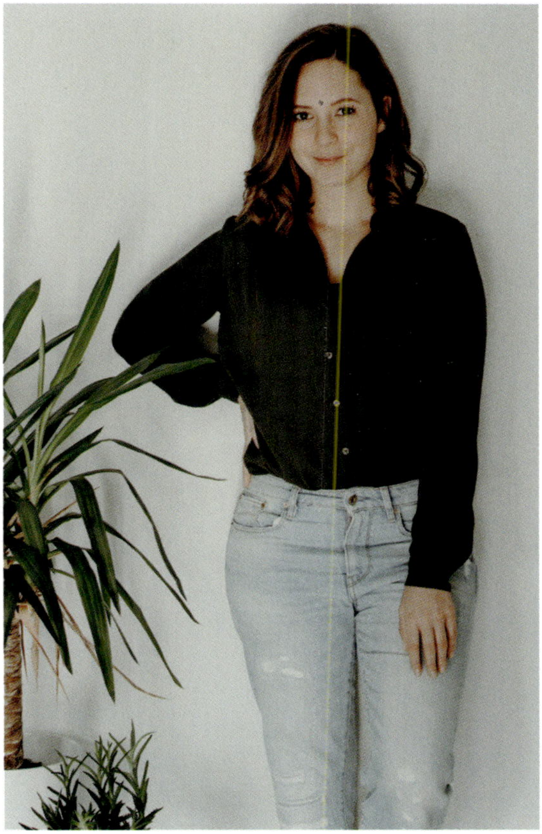